Buchinger/Lindner
Original Buchinger Heilfasten

*Dieses Buch widme ich meinem Vater, Dr. Otto Buchinger II,
der mir als Mensch und Arzt stets ein Vorbild ist.*

„Jeder kann zaubern,
Jeder kann seine Ziele erreichen,
Wenn er warten kann,
Wenn er denken kann,
Wenn er fasten kann."

        Hermann Hesse, 1877–1962

Original Buchinger Heilfasten

von Dr. med. Andreas Buchinger
und Bettina N. Lindner

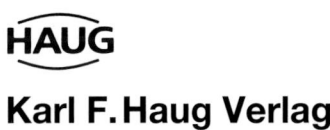

Karl F. Haug Verlag

Die Deutsche Bibliothek – CIP-Einheitsaufnahme

Ein Titeldatensatz für diese Publikation ist bei der Deutschen Bibliothek erhältlich.

© 2000 Karl F. Haug Verlag, Medizinverlage Heidelberg GmbH & Co. KG, Fritz-Frey-Str. 21, 69121 Heidelberg

Das Werk ist urheberrechtlich geschützt. Nachdruck, Übersetzung, Entnahme von Abbildungen, Wiedergabe auf photomechanischem oder ähnlichem Wege, Speicherung in DV-Systemen oder auf elektronischen Datenträgern sowie die Bereitstellung der Inhalte im Internet oder anderen Kommunikationsdiensten ist ohne vorherige schriftliche Genehmigung des Verlages auch bei nur auszugsweiser Verwertung strafbar.

Die Ratschläge und Empfehlungen dieses Buches wurden von Autor und Verlag nach bestem Wissen und Gewissen erarbeitet und sorgfältig geprüft. Dennoch kann eine Garantie nicht übernommen werden. Eine Haftung des Autors, des Verlages oder seiner Beauftragten für Personen-, Sach- oder Vermögensschäden ist ausgeschlossen.

Sofern in diesem Buch eingetragene Warenzeichen, Handelsnamen und Gebrauchsnamen verwendet werden, auch wenn diese nicht als solche gekennzeichnet sind, gelten die entsprechenden Schutzbestimmungen.

Lektorat: Dr. Elvira Weißmann-Orzlowski
Fotos: Photodisk, Lindner, Buchinger
Umschlagfoto: Photo Alto, Photodisk
Umschlaggestaltung: WSP Design, 61121 Heidelberg
Satz: IPa, 71665 Vaihingen/Enz
Druck und Verarbeitung: Röck, 74189 Weinsberg

ISBN 3-8304-2019-6

Inhalt

Vorwort Dr. Andres Buchinger 6
Vorwort Dr. Otto Buchinger 9

Die Geschichte der Buchingers 10
Traditionelle Wurzeln des Fastens in aller Welt 17
Der Begriff „Heilfasten" . . . .
Physiologische Grundlagen des Fastens oder „Ernährung von innen" . . . .
Heilfasten – wo hilft es? 28
    Heilfasten als Therapie bei vielen Krankheiten 28
    Heilfasten als Vorbeugung von Krankheiten 33
Heilfasten und seine Grenzen 34
Gegenanzeigen 34
    Heilfasten und Alter 34
Heilfasten als Möglichkeit der seelischen und
spirituellen Weiterentwicklung . . . .
Durchführung einer stationären Fastenkur 41
Mögliche Nebenerscheinungen beim Heilfasten 51
Die 12 wichtigsten Patientenfragen 56
Begleittherapien des Heilfastens 64
Verhalten nach dem Fasten 85
Ambulantes oder „außerklinisches" Fasten –
wie funktioniert das? 89
Literaturhinweise 91
Informationen über die Klinik Dr. Otto Buchinger 92

Wichtige Adressen 94

Vorwort

Dr. Andreas Buchinger

Am 4. Juli 2000 ist es 80 Jahre her, dass mein Großvater Dr. Otto Buchinger I. die ersten stationären Patienten – ein finnisches Ehepaar – in sein „Kurheim" in Witzenhausen aufnahm. Die Philosophie der Drs. Otto Buchinger (I + II) ist meinen Kollegen und mir Verpflichtung, auch in der mittlerweile dritten ärztlichen Buchinger-Generation in Bad Pyrmont.

Lässt man die vielen Jahre Revue passieren, dann kann man feststellen, dass vor allem seit den auslaufenden 80er Jahren Erweiterungen und Ergänzungen in der Therapie erfolgt sind.

Heilen hat für uns eine ganzheitliche, spirituelle Bedeutung – besonders vor dem Hintergrund zunehmender materialistischer Sichtweisen und Werteverschiebungen in den Folgejahren nach dem Zweiten Weltkrieg. Der sich immer mehr entwickelnde Wohlfahrtsstaat bringt einen zunehmend nachlässigen Umgang des Bürgers mit der eigenen Gesundheit mit sich. Folge: Der Arzt wird degradiert zu einem „Pillenverschreiber". Die moderne – allerdings auch von mir als Internist gerne genutzte Medizin – erweckt bei den Menschen den Eindruck der Beherrschbarkeit aller auftretenden gesundheitlichen Probleme (unabhängig vom eigenen Gesundheitsverhalten) und fördert damit die heutzutage mehr denn je fehlende „Eigenverantwortung" der Patienten.

Die Reduktion der Ärzte seit den Gesundheitsreformgesetzen der 90er Jahre zu „Leistungserbringern" bedeutet das staatlich verordnete Ende der ursprünglichen ärztlich-seelsorgerischen Einheit und eine Geringschätzung der therapeutischen Arbeit. Es macht meine Kolleginnen und Kollegen in der Klinik und mich nachdenklich, dass die „Fastenlandschaft" für uns unüberschaubar geworden ist. Fasten sollte nicht „profanisiert" werden, d.h. es sollte nur von in der Fastenmethode gut ausgebildeten, kompetenten Ärzten/Therapeuten durchgeführt werden.

Darum: Bei etwaigen Problemen, die sich aus methodisch nicht korrektem und nicht von in der Fastenmethode kompetenten Fachleuten durchgeführten Fasten ergeben, können nie Dr. Otto Buchinger oder sein(e) Nachfolger bzw. die Methode O. Buchingers zur Verantwortung gezogen werden!

Vorwort

Wir befinden uns in einer Zeit des Paradigmenwechsels. Das kommende Jahrtausend wird – die Hoffnung besteht – mehr und mehr Menschen nach einer auf den ganzen Menschen bezogene Medizin nachfragen lassen. Damit meine ich: Eine nur rein mechanisch – technische Medizin ist zwar für Diagnostik und Therapie weiterhin unverzichtbar, aber nicht das alleinige Prinzip. Zum Thema Hochschul- und Schulmedizin, Naturheilverfahren und ergänzenden Methoden möchte ich aus eigener Erfahrung folgendes anmerken: Die sechsjährige internistische Ausbildung (insgesamt sieben Jahre Akutmedizin) war für meinen eigenen Werdegang überaus wichtig. Auf gar keinen Fall hätte ich darauf verzichten wollen. Denn nur gemeinsam können die Schul- oder Hochschulmedizin und die ergänzenden Therapierichtungen in die Zukunft gehen. Ich bin sicher, dass die Konfrontation beider nur in die Sackgasse führen kann.

In unserer Klinik habe ich sehr gute Erfahrungen mit der Zusammenarbeit mit ganzheitlichen Therapien gemacht. So ist das Spektrum unserer Heilmethoden durch einen chinesischen Therapeuten (TCM) seit 1989 erweitert – mit sehr guten Erfolgen. In der Klinik selbst ist die Anwendung der klassischen Naturheilverfahren, der Homöopathie und der Pflanzenheilkunde etc. seit 1920, der Ozontherapie und der Colon-Hydrotherapie seit den 90er Jahren üblich. Hinzu kommen viele weitere Verfahren, die ich in Kapitel 13 näher beschreibe.

Ich möchte dieses Vorwort nicht abschließen, ohne auch Dank zu sagen. Als erstes möchte ich mich bei meiner Co-Autorin Frau Bettina N. Lindner M. A., bedanken, die das Projekt tatkräftig organisierte und förderte. Ganz besonders dankbar bin ich meiner Frau Evelyn, die mich als loyale Beraterin seit unserem gemeinsamen Medizinstudium begleitet, und meiner Oberärztin Dr. Valerie Nikolai, die mir durch ihr Engagement und ihre Spiritualität stets ein Vorbild ist, von der wichtige Aussagen im Kapitel 9 stammen. Ferner verdanke ich Herrn Dipl. oec. troph. H.-Helmut Martin – der als kompetenter Ernährungswissenschafter im Führungsgremium der UGB Gießen tätig ist – den kurzen Überblick über die „Physiologischen Grundlagen des Fastens", sowie das Kapitel „Außerklinisches Fasten".

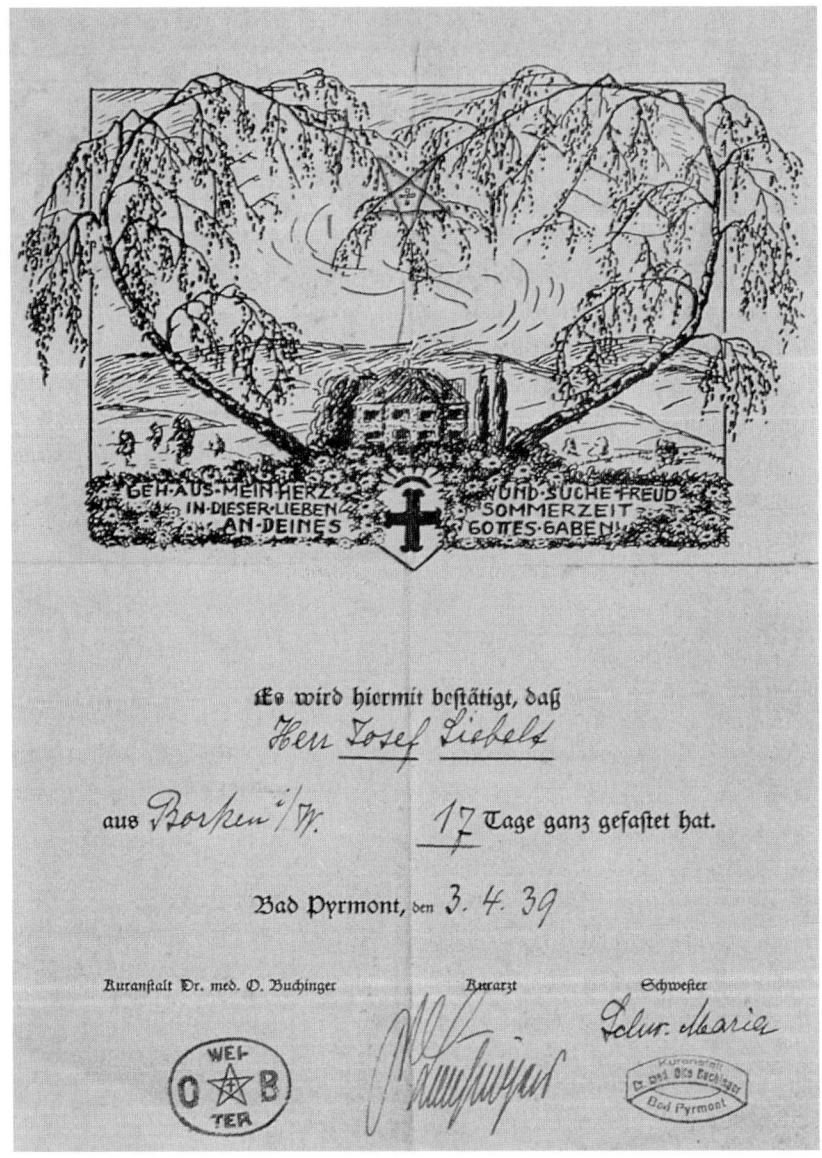

Fastenzeugnis von 1939

Vorwort

Dr. Otto Buchinger II

Mit dem dankbaren Rückblick auf das bald 80-jährige Jubiläum des Buchinger-Heilfastens denken wir zugleich daran, daß im Laufe der acht Jahrzehnte im steigenden Maße die Vorstellungen von der vorbeugenden Medizin wie auch die vieler Methoden der Naturheilweisen im steigenden Maße von der „schulgerechten Medizin" anerkannt werden. Bei dem Fasten handelt es sich um ein körperlich-geistiges und auch krankheitsvorbeugendes Geschehen. Der Vorgang beruht auf einer ehrwürdigen, heilsamen Erfahrung. Um des psychophysischen Gewinns willen enthält sich der Fastende temporär jeglicher festen Nahrung. Dem medizinischen Sprachgebrauch nach können wir das Heilfasten als die Krone der Psychosomatik bezeichnen!

Die Geburtsstunde des klinischen Buchinger-Heilfastens ist der 4. Juli 1920. Die ersten Kurpatienten wurden aufgenommen, im Privathause „Bergschlößchen" in Witzenhausen. Seit 1988 leitet nun mein ältester Sohn, der Internist Dr. Andreas Buchinger, in der dritten Buchinger-Arztgeneration die Klinik. Er führt seither die von seinem Großvater begründete Tradition fort – bis 1996 mit seinem Vater. Dieser wünscht sowohl seinem Sohn, wie seinem Enkel (stud. med.) und den nachfolgenden Generationen der Familie – insbesondere aber allen Rat- und Hilfesuchenden viel Segen im Zeichen des heilenden Fastens und der Naturheilweisen. Möge der familienhafte Geist des Hauses auch über zeitbedingte Krisen im Geiste des Gründers Dr. Otto Buchinger weiterhin erhalten bleiben. Und in der Heilkunde allgemein: Das Heilfasten ist nicht nur eine Therapia Magna für die Physis, sondern auch für den eigentlichen, den inneren Menschen!

Die Geschichte der Buchingers

Dr. Otto Buchinger kam am 18. Februar 1878 in Darmstadt zur Welt. Seine Frau (meine Großmutter) Elisabeth Sander, wurde am 20. Oktober 1874 in Darmstadt als Tochter des Bankdirektors Ferdinand Sander geboren. Ferdinand Sander stammte aus einer alten, aus Spanien nach Deutschland geflohenen jüdisch-sephardischen Kaufmannsfamilie. Zusammen mit ihrem Mann konnte sie aufgrund ihrer Ausbildung den Aufbau in Witzenhausen und Bad Pyrmont durchführen. Sie blieb bis zu ihrem Tod in Bad Pyrmont.

Ab 1903 bis 1905 ging Dr. Otto Buchinger per Auslandsbordkommando/ Ostasienflotte mit dem Repräsentationsschiff Panzerkreuzer „SMS Hertha" (das nicht kriegsgeeignet war) auf Reisen durch einen großen Teil der damaligen Welt. Dabei erlebte er hochinteressante und prägende Begegnungen mit Menschen, Kulturen und Religionen.

Beobachtungen während der dreijährigen Borddienstzeit zeigten ihm, dass sich durch Alkohol, Rauchen, Bewegungsmangel und falsche Ernährung gesundheitliche Probleme einstellen können. Anlaß genug für Dr. Otto

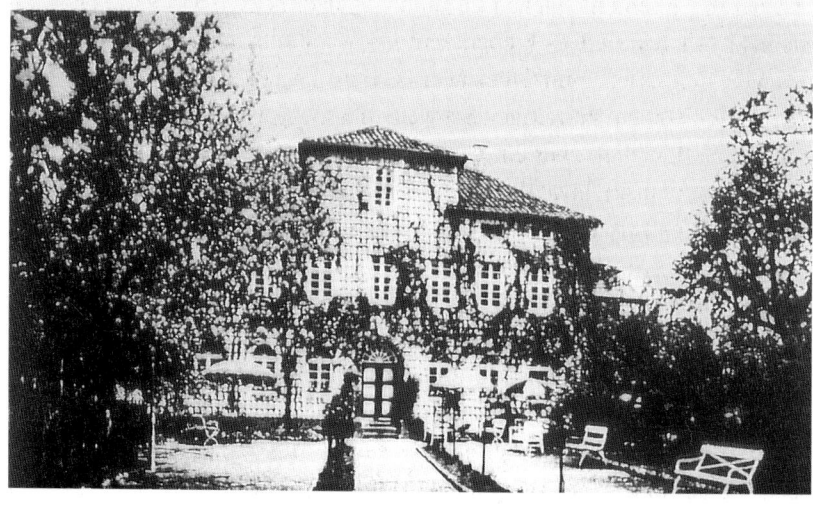

Buchinger, sich mit diesen Umständen näher auseinanderzusetzen. Ab 1908 lebte er alkohol- und nikotinenthaltsam. Die Großeltern heirateten 1908 in Darmstadt. Vier Kinder wurden im Laufe der Jahre geboren, von denen nur mein Vater Medizin studierte. Er war als Nachfolger seines Vaters vorgesehen. Otto Buchinger (I) wurde 1909 zusammen mit seiner Frau in Hamburg in die Guttempler-Loge „Energie" (Eine Vereinigung, die sich gegen Alkohol einsetzt) aufgenommen.

1910 folgte die Versetzung nach Flensburg-Mürwick. Hier hielt er weitere Vorträge und schrieb Artikel zur Alkohol- und Nikotinabstinenz, sowie auch zur gesunden Ernährung. Das brachte ihn zunehmend in die Kritik, weil er damit gegen die „Sitten" der damaligen Gesellschaft verstieß.

Seit 1911 studierte der Schulmediziner O.B. die Homöopathie. 1913 hatte er erstmals eine völlig vegetarisch lebende Familie besucht, was ihn auf seinem Weg in den Vegetarismus bestärkte. Sein Studium der Literatur zur Ernährung und zum Vegetarismus brachte ihm die Erkenntnis, dass der Mensch doch eher noch ein Pflanzenesser ist.

Nach einem Bordkommando zu Beginn des Ersten Weltkrieges wurde er als Chefarzt an das Quarantäne-Lazarett Cuxhaven kommandiert. Immer öfter kamen O.B. Überlegungen in den Sinn, aus dem Marinedienst auszuscheiden. Dann griff das Schicksal ein.

Er erkrankte am 30. September 1917 abends lebensgefährlich an einer Mandelentzündung durch Streptokokkenbakterien. Er wurde von den besten Fachleuten in seinem eigenen Lazarett behandelt. Eine Heilung schien aussichtslos. Er hatte hohes Fieber, verbunden mit einer „Darmlähmung". Er konnte nichts essen, zum Glück aber noch trinken. Am 9. Tag wurde er apathisch. Nach einem gewaltigen Schweißausbruch kam es zwar zu einer Besserung, zurück blieb aber ein chronisches Gelenkrheuma (Defektheilung). Als rheumakranker Invalide wurde O.B. im Februar 1918 nach Flensburg zur Familie entlassen. Das war der endgültige Abschied von der Marine mit Beförderung zum „General-Oberarzt".

Die Familie zog daraufhin nach Witzenhausen an der Werra um. Dort übernahm O.B. den Posten eines Dozenten für Tropenhygiene an der Deutschen Kolonial-Hochschule, in der der Nachwuchs für Deutsch-Südwest-Afrika ausgebildet wurde. Zusätzlich baute er langsam eine homöopathische Landarztpraxis auf. Aber nach wie vor war er ein invalider Arzt. Dieser Zustand änderte sich unglaublicherweise im Sommer 1919, nachdem

O. B. sich selbst durch Fasten geheilt hatte. Das kam so: Ein Freund und medizinischer Laie hatte ihm bei einem Besuch zum Fasten geraten. O. B. ging nach Freiburg zu Dr. G. Riedlin, und fastete dort mit Tee, Wasser und Säften. Am 19. Fastentag schließlich musste er nach einer Kriese das Fasten beenden. Danach konnte er wieder (wie in gesunden Zeiten) seine Gelenke durchbewegen, was damals einem Wunder gleichkam.

O. B. hatte aber aus seiner aktiven Marinezeit noch ein chronisches Gallenleiden, welches nach einer weiteren Fastenkur bei Dr. S. Moeller in Dresden-Loschwitz verschwand.

Er begann sich intensiv mit dieser für ihn neuen Materie zu beschäftigen. Zuhilfe kamen ihm später auch Kontakte zu Professoren/Hochschulmedizinern, die über die Fastenphysiologie geforscht und veröffentlicht hatten. Am 4. Juli 1920 hatte er dann die ersten „Fasten-Patienten" in Witzenhausen ihre erste Fastenkur.

1927 trat Dr. Otto Buchinger in die internationale Quäker-Gemeinde ein. 1933 an wollten die Nazi-Machthaber in Witzenhausen O. B. zwingen, anstelle seiner Diakonissen-Schwestern „NS-Schwestern" einzustellen. O. Bs ablehnende Haltung gegenüber den braunen Machthabern ließ das nicht zu. Es gab nur die eine Möglichkeit: zu gehen. Wie viele vernünftige Deutsche hoffte auch er, dass das Nazi-Regime sich nicht halten würde. Ende 1935 erschien die erste Auflage seines Klassikers „Das Heilfasten und seine Hilfsmethoden". Noch im gleichen Jahr wurde wegen der starken Nachfrage die zweite Auflage gedruckt.

Im Laufe des Jahres 1935 kaufte O. B. in Bad Pyrmont ein ehemaliges Sanatorium. Der Umzug nach Bad Pyrmont fand statt.

Bad Pyrmont war als eines der ältesten Heilbäder Deutschlands immer schick und mondän gewesen. Besonders fasziniert aber war O.B. von der uralten Heiltradition des Kurortes. Bald wurde O.B. gewarnt vor Denunziationen wegen seiner öffentlichen Kritik an dem Nazi-System und an den Machthabern, einige seiner Freunde wurden verhaftet. Im Februar 1936 sah er erstmals bei einer Ärztetagung Ärzte in brauner Uniform mit umgeschnallter Pistole – unglaublich für einen Arzt in Friedenszeiten!

Zur Charakterisierung O. Bs.: Wie mir eine Überlebende der Pyrmonter jüdischen Gemeinde (die seit 1939 in den USA lebt) bei ihrem ersten Besuch in Bad Pyrmont seit der Flucht erzählte, hielt mein Großvater sonntags manche Quäker-Andacht im Pyrmonter Quäker-Haus. Die noch in Bad Pyrmont lebenden Juden – denen das Abhalten des Shabbats 1933 verboten worden war – gingen sonntags in das Quäker-Haus, wenn O. B. die Andacht hielt. Die Dame sagte mir, sie habe als Kind im Gesicht ihrer sorgenvollen und geängstigten Mutter jedes Mal nach der Andacht ein Lächeln gesehen, sowie Hoffnung verspürt. Das hatten O. Bs Worte geschafft. Aber es waren auch hier jedes Mal Denunzianten unter den Zuhörern (das war meinem Großvater aber bekannt)!

Im Oktober 1938 war O. B. dem Nazi-Hetzblatt „Stürmer" eine Schlagzeile wert: „Der Schandfleck von Pyrmont: Was Dr. Buchinger einem Juden schreibt". O. B. hatte einem ihm unbekannten Dr. Taucher aus Breslau, der ihn um die Behandlung seiner Frau, einer Jüdin, gebeten hatte, handschriftlich geantwortet. Mein Großvater schrieb, dass er aufgrund der Anordnung des Reichsärzteführers Wagner (deutsche Ärzte durften keine Juden behandeln) Frau Taucher nicht medizinisch versorgen dürfte. Er schrieb weiterhin, dass er als Mensch und Arzt die Notwendigkeit dieser Maßnahme bedauere. Den Brief unterzeichnete O.B. überdies mit „Hochachtungsvoll". Der „Stürmer"-Hetzartikel schloss: „Ein Mann vom Schlage eines Dr. Buchin-

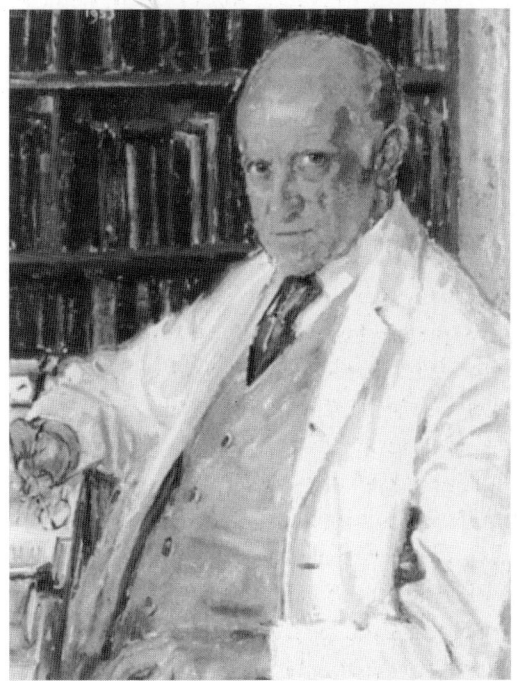

Der Gründer,
Dr. Otto Buchinger

ger hat in den Reihen der deutschen Ärzte nichts mehr zu suchen!" Der Brief war offensichtlich entgegen dem Briefgeheimnis geöffnet und gelesen und dann im Nazi-Hetzblatt „Stürmer" im vollen Wortlaut veröffentlicht worden. Die Folge waren wüste anonyme postalische Beschimpfungen („Judenknecht"). Vereinzelt aber kamen (trotz der Zensur) anerkennende Zuschriften. Zwei Tage später erfolgte das Verhör bei der Polizei-Dienststelle in Bad Pyrmont. „Was hat Sie zu dieser Stellungnahme in der Judenfrage bewogen?" O. B. antwortete „Gott und mein Gewissen".

Am 12. Dezember 1938 kam eine Vorladung vor das Ärzte-Bezirksgericht Hannover – Anklage wegen „standeswidrigen Benehmens". Die Anklage ging bis vor das Reichs-Ärztegericht in München, zum Glück nicht mit der schlimmsten Folge.

Am 16. Juni 1939 wurde O. B. vom Pyrmonter NS-Bürgermeister verboten, weitere Patienten aufzunehmen.

Das Sanatorium stand auf einer Art von schwarzer Liste bei den Nazis.

Wegen fehlendem Ariernachweis kam mein Vater Dr. med. Otto Buchinger als Sanitäter mit Rommels Afrikacorps nach Nordafrika und geriet dort

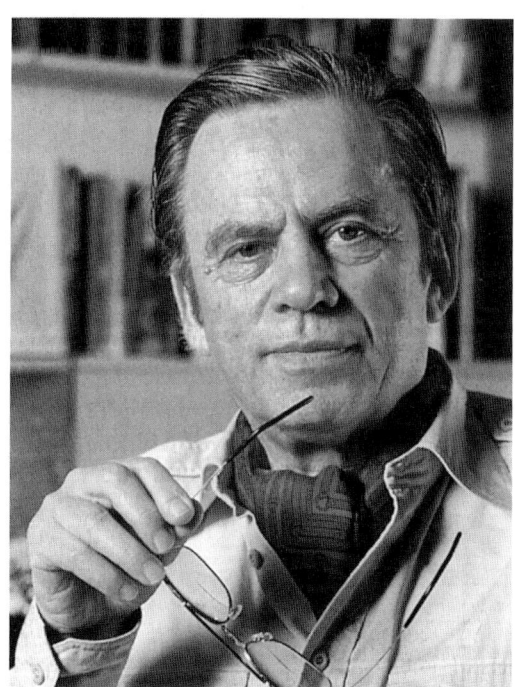

1953 übernahm sein Sohn, Dr. Otto H. F. Buchinger, die ärztliche Leitung und erweiterte dier Therapie um wesentliche Erkenntnisse.

im Mai 1943 in US-Gefangenschaft, was ihm das Leben rettete. Es folgte: Ab 1942 Beschlagnahmung weiterer Häuser und Räume des Sanatoriums, Umwandlung in ein Lazarett. Oktober 1942: Ferntrauung beider Eltern (mein Vater befand sich in US-Gefangenschaft).

Befreiung Bad Pyrmonts am 5. April 1945. Kurz nach Kriegsende erfuhr mein Großvater, dass seine Frau um ein Haar der Deportation in das KZ-Theresienstadt (wegen ihres jüdischen Vaters) entgangen war. Am 10. März floh mein Vater aus der englischen Kriegsgefangenschaft nach Bad Pyrmont. Nach kurzer Begrüßung mit seinem Vater ging er sofort an die Arbeit. Die Patientenzahlen stiegen, und die zu Lazaretten umfunktionierten Häuser wurden nach und nach freigegeben.

Von 1948 bis 1956 kamen meine vier Geschwister und ich zur Welt. 1953 hatte der Schwager meines Vaters, der Kaufmann Helmut Wilhelmi, im Beisein O. Bs. sein Sanatorium in Überlingen eröffnet, welches er selbst aufgebaut hatte. Mein Großvater (Ehrenbürger der Stadt Bad Pyrmont) war – nunmehr mit 75 Jahren dem Ruhestand entgegensehend – nach Überlingen umgezogen.

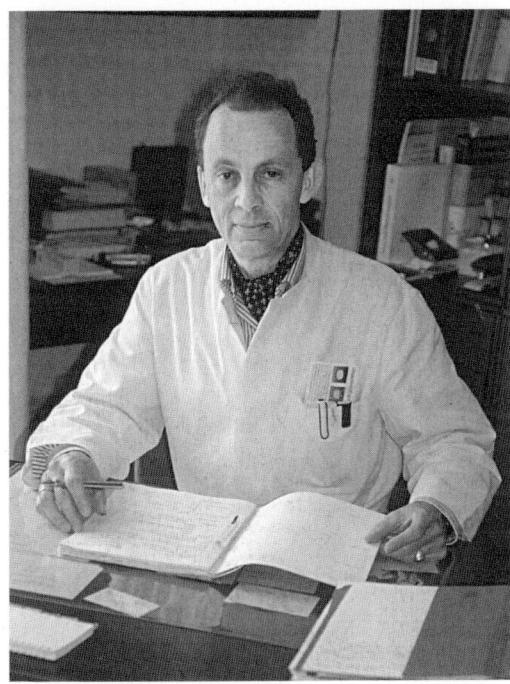

In der dritten Generation ist seit 1988 Dr. Andreas Buchinger, der Sohn von Dr. Otto H. F. Buchinger, internistischer Leiter der Klinik.

Mein Vater übernahm als Nachfolger und „Der Buchinger" das Werk vom Vater. Eine große Anzahl an Vorträgen und Tagungen führten ihn durch die Bundesrepublik. Er erwarb sich große Verdienste um die Gesundheit der Zuhörer, denn er brachte damals schon die lebensbedrohlichen Folgen des Rauchens (deswegen hatte ihm die Tabakindustrie sogar gedroht, ihn wirtschaftlich total zu ruinieren) der falschen Ernährung, des Bewegungsmangels, Gefahren des Alkohols etc. unverblümt zur Sprache.

Im Mai 1959 wurde das neue Klinikgebäude in schönster Lage oberhalb Bad Pyrmonts eingeweiht, Otto Buchinger I. hielt die Festansprache.

Am 16. April 1966 verstarb Otto Buchinger I in Überlingen, seinem Altersruhesitz.

Im Juli 1975 erhielt mein Vater wegen seiner ärztlichen und kommunalpolitischen Verdienste das Bundesverdienstkreuz.

Um die wirtschaftlichen Belange und die Organisation der Klinik kümmerte sich von den 50er Jahren an bis zur Übergabe an die Nachfolger Dr. Andreas Buchinger Ende 1995 meine Mutter, Frau Marie-Luise Buchinger.

Seit Januar 1996 führen meine Frau und ich, Evelyn und Andreas Otto Buchinger die Klinik. Der älteste Sohn, Hubertus-Maximilian Otto, studiert Medizin

Traditionelle Wurzeln des Fastens in aller Welt

Blickt man in die frühe Menschheitsgeschichte und in die vergangenen Jahrhunderte zurück, stellt man fest, dass schon immer Schamanen oder Priester auch Ärzte in Personalunion waren. Erst im Laufe der letzten Jahrhunderte vollzog sich eine Trennung zwischen dem Arztberuf und dem Seelsorger- und Priestertum. Missernten und Kriege hatten früher oft Hungersnöte zur Folge. Die alten Priester-Ärzte fügten das zeitlich begrenzte „Nicht-Essen" in religiöse Vorschriften ein. Fasten als Ritual hatte hier seinen Beginn. So empfing man z. B. erst dann höhere Weihen, wenn man zuvor gefastet hatte. Hinzu kam die Beobachtung unserer Vorfahren – vor allem seit der Domestizierung verschiedener Tierarten – dass erkrankte Tiere für eine begrenzte Zeit feste Nahrung verweigern und schließlich dabei gesund werden.

Bleiben wir bei den Religionen: Fasten ist vor allem in den drei großen Religionen „mit Buch" (d. h. Bibel) – Judentum, Christentum und Islam – eine Institution. Es ist ein wichtiges Ereignis im Jahresablauf dieser drei großen Religionen.

Immer hatte Fasten hier den Sinn, Gott um Verzeihung zu bitten für Verfehlungen, um schließlich auch Sühne gewährt zu bekommen. Der Verzicht auf Nahrung, so heißt es bei allen Religionen, macht demütig und rein – eine sehr gute Voraussetzung also, zu Gott zu beten.

Die traditionellen Wurzeln des Fastens sind immer auch spiritueller Art, im Sinne der Rückkehr zu den Quellen des Glaubens.

Alle Religionen „mit Buch" haben im Fasten gemeinsam: Beten, Almosen geben, Sündenbekenntnis.

Das Judentum als „Mutterreligion" des Christentums ist eine ethisch-monotheistische Religion („der Herr ist unser Gott, der Herr ist einzig", „Gott ist einzig und unteilbar"), basierend auf der Thora (dem Alten Testament nach christlicher Diktion), die die fünf Bücher Moses enthält und dem Talmud, dem Hauptwerk des rabbinischen Judentums. Die jüdische Glaubenspraxis findet häufig innerhalb der Familie statt (z. B. die wöchentliche Kabbalat-Shabbat-Feier am Vorabend des Shabbat).

Man kennt im Judentum insgesamt sieben Fasttage, die zu unterschiedlichen Monaten im jüdischen Jahresablauf stattfinden.

Der bekannteste ist „Jom Kippur" (am 10. Tishri), der „Versöhnungstag". Er folgt dem jüdischen Neujahr „Rosch ha Schanah" im Monat September/Oktober. Die Liturgie dieses sehr feierlichen Tages handelt von Sünde und Buße, denn das Judentum lehrt, dass einem Menschen nach Umkehr die Vergebung Gottes sicher ist. Das Jom Kippur-Fasten ist ein totales Fasten über 24 Stunden von Abend zu Abend, und beinhaltet Gebete, Almosen geben, und öffentliches Sündenbekenntnis.

Für Juden ist das Ziel eines jeden Fastens die spirituelle Wiedergeburt. Man bekennt sich vor Gott als Sünder und bittet um Vergebung und Hilfe. Im Fasten will man zu Gott zurückkehren. Fasten wurde und wird auch als Mittel zur Abwendung oder Verhinderung von Unheil durchgeführt.

Eine weitere Funktion der Fastentage: Sie haben zu allen Zeiten das nationale Bewusstsein und die Liebe zu Zion und Jerusalem in allen Ländern aufrechterhalten.

Die Ausnahmen vom Fasten sind in der Thora geregelt: Kinder, Greise, Schwangere, Kranke dürfen nicht und Reisende müssen nicht fasten.

Im Christentum fanden sich anfangs noch deutliche Parallelen (Jesus war und blieb Zeit seines Lebens praktizierender Jude!) zu der jüdischen Fastenpraxis. Im Laufe der Jahrhunderte bildete sich nur durch Dekrete verschiedener Päpste und Reformatoren das heutige vorösterliche Fasten heraus.

Fasten fand ursprünglich in Erinnerung an die Gefangennahme und Kreuzigung Jesu (die Verantwortung für die Kreuzigung Jesu trifft nach neuesten Forschungen alleine die Römer, und keinesfalls Juden!) statt. In der Urkirche stand Fasten in Zusammenhang mit der Liturgie, man praktizierte es gemeinsam. Zum Abschluss des Fastens versammelte man sich zum gemeinsamen Gebet oder zur Eucharistie. Immer war Fasten auch mit Almosen geben verbunden.

Die römisch-katholische Kirche und die orthodoxe Kirche (seit der Trennung 1054 nach der Zeitrechnung von Rom unabhängig) praktizieren beide das vorösterliche Fasten, jedoch in unterschiedlicher Art, Dauer und Konsequenz.

Die protestantischen Kirchen kennen ebenfalls das vorösterliche Fasten, jedoch mit unterschiedlich konsequenter Durchführung. Luther, Calvin und Zwingli war an einem strengen Fasten gar nicht so sehr gelegen. Für Protestanten gilt beim Fasten das Prinzip der Freiwilligkeit. Ausnahmen vom Fasten sind nicht definiert analog zum Judentum.

Traditionelle Wurzeln des Fastens in aller Welt

Der Koran verpflichtet Muslime zum Fasten im neunten islamischen Mondjahr, dem Ramadan. Dieses Fasten ist ein totales Fasten in der Zeit des Tageslichtes (von der Morgen- bis zur Abenddämmerung). Vom Eintritt der Abenddämmerung an darf und wird gegessen und getrunken bis zur Morgendämmerung. Es finden aber auch religiöse Übungen statt. Die konsequente Vermeidung von Flüssigkeiten tagsüber kann jedoch zu Komplikationen führen. Auch von Mahlzeiten zur nächtlichen Schlafenszeit kann man nur abraten. Während des Ramadans sind die Moscheen zum Freitagsgebet gut besucht. Die muslimische Fastenzeit wird mit dem größten Fest des islamischen Jahresablaufes, dem Bairam, beendet. Ausnahmen vom Fasten sind im Koran präzise geregelt.

Nun zu den Religionen „ohne Buch":

Der Hinduismus oder „ewige Glaube" lässt sich auch mit „viele Wege, ein Ziel" als Motto beschreiben. Die meisten Hindus anerkennen die Autorität der alten Schriften, den „Veden". Das höchste Ziel eines Hindu ist, die persönliche Befreiung von dem Kreislauf Geburt, Tod und Wiedergeburt zu erlangen (das „Nirvana", das Loslassen-Können von allem). Zum Nirvana führen nur drei Wege: Der Weg der Hingabe, des Handelns und der Erkenntnis. Der Hinduismus ist eine der Natur sehr verbundene Religion. Die Wasser des Ganges sind Symbol des nie enden wollenden Lebens.

Den Begriff des Fastens findet man weniger im Hinduismus, viel eher aber den der Askese, die insbesondere von den „heiligen Männern", den Sadhus, gelebt wird. Diese Askese schließt ein Fastengelöbnis, Zölibatsgelöbnis, Schweigegelübde, Wanderschaft, extreme Körperkasteiungen, Yogaübungen und eine Monodiät (nur Milch oder nur Früchte) ein.

In dem in der indischen Kultur entstandenen Ayurveda ist Fasten als religiöse Observanz oder als Sühne bekannt. Ayurveda ist eine alte Heilkunde und Gesundheitslehre (basierend auf den „Veden"). Fasten wird darin in eine eigene wissenschaftliche Philosophie eingeordnet und davon ausgehend differenziert eingesetzt.

Der Buddhismus wurde durch den indischen Prinz Siddharta Gautama (560–470 vor der Zeitrechnung), genannt Buddha, begründet. Dieser war - als Hindu – unzufrieden mit seinem spirituell kargen Leben, und verließ mit 29 Jahren seine Frau und seinen Sohn auf der Suche nach Erleuchtung. Nach sieben Jahren der Askese (Entsagung und Fasten) erlangte er, in einem Zustand tiefer Meditation unter einem Bodhi-Baum im Wald sitzend, die „Erleuchtung". Das Nirvana zu erreichen bedeutete für ihn, dass das Begehren erlischt, das den Menschen an den Zyklus von Geburt und Wiedergeburt fesselt. Die Lehre Buddhas basiert auf den „Vier edlen Wahrheiten". Die vierte edle Wahrheit beinhaltet den „Edlen achtfachen Pfad", einen mittleren Weg zwischen Genuss und Askese. Die erstrebte Geisteshaltung des Buddhisten nach innen und außen ist die heitere Gelassenheit in dem Wissen um die Vergänglichkeit und den Wandel. Im Buddhismus ist das Fasten weniger üblich, Askese ist aber durchaus bekannt.

Der Bahaismus wurde von Baha Ullah (Mirza Ali Nuri) im Iran in der zweiten Hälfte des 19. Jahrhunderts begründet. Der Bahaismus betont Missionsarbeit, Einheit aller Religionen, Weltfrieden, Bildung, Geschlechtergleichheit und Monogamie. Er hat keine festgeschriebenen Lehren, keine Priesterschaft, kein gottesdienstliches Ritual und keine maßgebenden Schriften. Das Bahai-Zentrum befindet sich in Haifa/Israel. Das Bahai-Fasten lehnt sich an das islamische Fasten an, findet aber im Monat Ala (ca. 2. bis 20. März) statt. Die Fastenden meiden Nahrung, Getränke, Tabak und Geschlechtsverkehr vom Beginn des Sonnenaufganges bis kurz nach dem Sonnenuntergang. Ausnahmen vom Fasten sind auch hier genau definiert.

Bei den Völkern mit animistischem Glauben (Stammesreligionen) hat Fasten eine magisch-rituelle Bedeutung und soll schützende Geister anstelle böser Dämonen herbeirufen.

Die Menschen der neuen Zeit suchen nach geistigen Inhalten! Fasten begreift sich auch als ein religiöser Akt. In der Praxis zeigt sich dies auch schon als Erwartung durch die Patienten. Sehr gut kommen deshalb in dieser Beziehung die Darstellung des Zusammenhangs von Fasten und den Religionen bei unseren Vorträgen an.

Der Begriff „Heilfasten"

> *„Mein lieber Sohn, Du tust mir leid,*
> *Dir mangelt die Enthaltsamkeit.*
> *Enthaltsamkeit ist das Vergnügen*
> *An Sachen, welche wir nicht kriegen!*
> *Drum lebe mäßig, denke klug.*
> *Wer nichts gebraucht, der hat genug... ,,*
>
> Wilhelm Busch, (1832–1908)

Dr. Otto Buchinger I. schuf den Begriff „Heilfasten" nach dem ersten Weltkrieg. Seiner Definition nach enthält die erste Silbe „Heil-" dem Sinn nach folgende lateinische Begriffe:

- Curare = heilen/kurieren, aber auch Fürsorgen, bemühen (Heilen)
- Integer = ganz/voll/unversehrt/unverletzt (Ganzheitlichkeit)
- Sanctus = heilig/geweiht (religiöser Aspekt/Glaube)
- Salus = Gesundheit/Wohl(fahrt)/Heil/Rettung (seelisch-geistiger Aspekt)

Mit den lateinischen Begriffen und deren inhaltlicher Bedeutung weist Otto Buchinger auf die Ganzheitlichkeit des Heilfastens hin und spricht Körper – Seele – Geist gleichermaßen an. Dr. Otto Buchinger wünschte sich, dass diese vier lateinischen Begriffe auch in die alltägliche Arbeit eines jeden Arztes einfließen, ähnlich der früheren Einheit von Priestertum und ärztlicher Arbeit.

> ■ Tipp: Heilfasten nach Dr. Otto Buchinger ist keine „Null-Diät", sondern eine „niederkalorische Trinkdiät".

Heilfasten bedeutet einen *bewussten, freiwilligen Verzicht auf feste Nahrung für einen begrenzten Zeitraum*! Heilfasten hat nichts gar mit „Hungern" zu tun! Heilfasten ist der stärkste Impuls an die Selbstheilungskräfte des Körpers!

Der tiefere Sinn des Fastens liegt – auf eine griffige Formulierung gebracht – im Bereich der körperlichen Reinigung und körperlichen Regeneration, der Bewußtwerdung und Selbstfindung. Heilfasten regt die Selbstheilungskräfte des Körpers (den „inneren Arzt") an. Sprachlich lässt sich der Begriff „Fasten" vom Gotischen ableiten. Das gotische „fastan" heißt soviel wie festhalten, sich an die Verordnungen des Priesters/Arztes halten.

Der Begriff „Heilfasten"

Grundsätzlich bedeutet Heilfasten:

1. Keine „Null-Diät", kein „Hungern",
2. Bereitschaft zum Heilfasten, d.h. bereit sein für einen zeitlich begrenzten Verzicht auf feste Nahrung (bewusster Verzicht); bereit zum Lesen von Fasten-Literatur; Bereitschaft zur Teilnahme an bewusstseinsbildenden Maßnahmen,
3. sich Zeit nehmen für das Fasten,
4. sich vom Alltag und vom Streß lösen, „Loslassen" wollen!
5. Gleichzeitig selbst aktiv werden:
   - Veränderungsbereit sein hinsichtlich krankmachender Verhaltensweisen (Erreichen von Selbstbefähigung);
   - bereit sein, an regelmäßigen Körperübungen (Sport etc.) teilzunehmen und die dabei gemachten Erfahrungen in den künftigen Lebensstil zu integrieren (sich also in Zukunft bewusst und regelmäßig zu bewegen). Ruhe in sinnvoller Weise abwechseln mit sportlichen Aktivitäten – nur liegen oder nur sitzen ist falsch! Die körperliche Leistungsfähigkeit ist im Fasten nicht eingeschränkt.
6. In Zukunft weglassen, was nicht lebensnotwendig ist: Nikotin, zuviel Alkohol, zuviel Koffein, und auch zuviel Süßes.
7. Heilfasten heißt nur zu trinken – etwa 2,5 bis 3 Liter Flüssigkeit pro Tag
8. Ausscheidungen fördern über Darm, Nieren, Haut
9. Heilfasten heißt aber auch sich an die Wurzeln des Fastens zu erinnern – sich also auf Gott zu besinnen! Ruhe, Stille, Meditation sollten möglich sein.

Heilfasten muss methodisch korrekt durchgeführt werden.
Was versteht man unter „einfachem Fasten" im Unterschied zu methodisch korrekt durchgeführtem „Heilfasten"? Vom einfachen Fasten ist abzuraten, denn es
- findet meistens ohne fachlich kompetente Begleitung statt
- kann als „Abspecken" bezeichnet werden
- kann Hungern sein, bedingt durch Missernten, Kriegseinwirkungen, etc.
- kann Verweigerung der Nahrungsaufnahme sein bei schwerer Erkrankung
- kann ohne fachliche Überwachung negative gesundheitliche Auswirkungen haben

- hat keine positiven Langzeitwirkungen hinsichtlich Risikofaktoren
- bringt keine nachhaltigen Veränderungen der krankmachenden Verhaltensmuster (z. B. Essverhalten)
- Bekanntestes Beispiel war die „Liquid Protein Diet" in den USA 1977 (genaueres dazu im folgenden Kapitel).

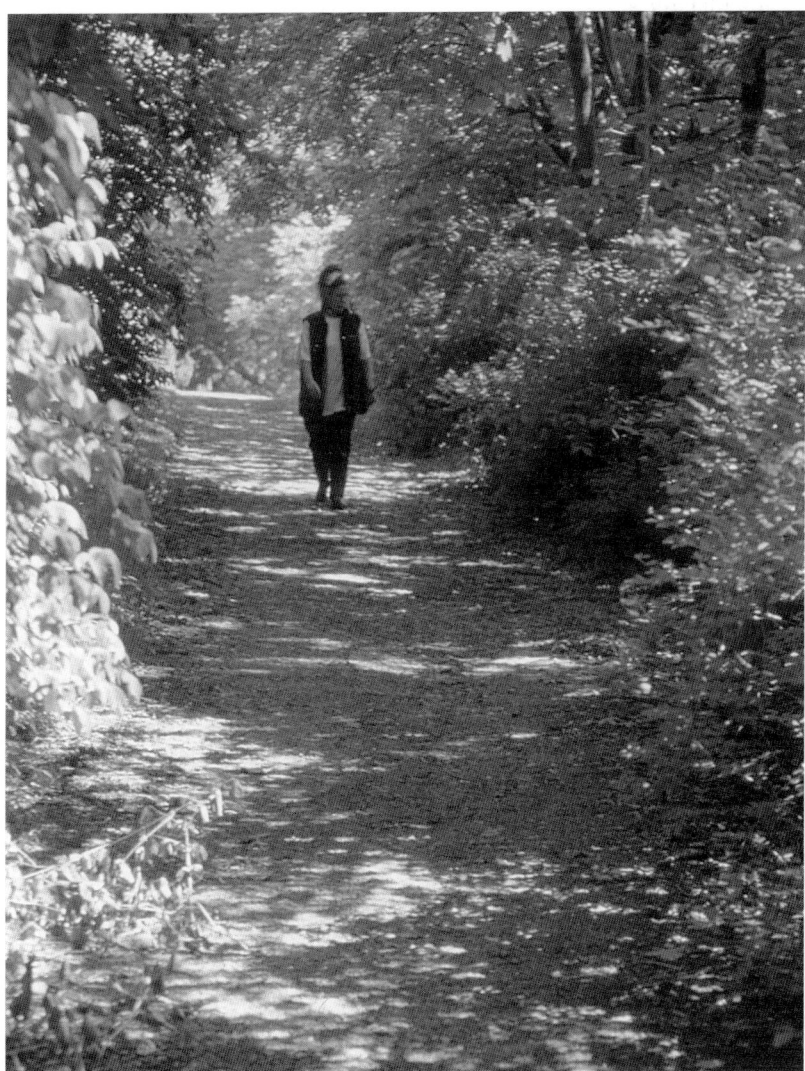

Auch beim Fasten ist man körperlich leistungsfähig

Physiologische Grundlagen oder „Ernährung von innen"

Heilfasten ist im Grunde nichts anderes als angewandte Physiologie, der Lehre von den normalen Lebensvorgängen im Körper.

Der Mensch ist in seiner gesamten Entwicklungsgeschichte darauf eingestellt gewesen, auch längere Zeit ohne Nahrungsaufnahme zu leben. Dabei waren oft unfreiwillige Nahrungspausen zu überstehen. So mußte der menschliche Organismus Strategien entwickeln, um Reserven anzulegen und sie in Mangelzeiten zu nutzen. Dabei speichert der Organismus Energie überwiegend in Form von Körperfett, und hat daneben einen geringen Kohlenhydratspeicher in Leber und in Muskulatur sowie eine gewisse Menge an verfügbarem Eiweiß. In überwiegendem Maße werden Fettvorräte gespeichert, weil dies wesentlich ökonomischer ist als in Form von Kohlenhydraten. Als Fett lassen sich 9 Kilokalorien pro Gramm Fettgewebe speichern, als Kohlenhydrat lediglich 4 Kilokalorien pro Gramm kohlenhydrathaltiges Gewebe. Zudem werden Kohlenhydrate immer gemeinsam mit Wasser eingelagert, so dass zur Energiespeicherung mittels Kohlenhydraten mehr als die vierfache Menge Kohlenhydrate wie Fett eingelagert werden müsste.

Außerhalb des Fastens tragen Kohlenhydrate und Fette etwa gleichermaßen zur Energieversorgung bei. Idealerweise wäre der Kohlenhydratanteil sogar fast doppelt so hoch wie der der Fette. Eiweiß spielt bei der Energiegewinnung dagegen nur eine untergeordnete Rolle.

Wie geht nun die Energiegewinnung und -bereitstellung im Fastenzustand vor sich, und wie funktioniert die „Ernährung von innen"? Natürlich nur, indem eine umfassende Stoffwechselumstellung stattfindet. Bereits am Entlastungstag und am ersten Fastentag sind die Kohlenhydratvorräte (= Glykogenvorräte) der Leber weitgehend erschöpft. Während einer kurzen Übergangszeit werden nun neben Fett aus dem Fettgewebe schnell verfügbare Eiweiße aus dem Verdauungstrakt, der Leber und schließlich in geringem Maße auch aus der Muskulatur in Zucker (= Glukose) umgebaut. Diese Glukose steht nun zur Energiegewinnung zur Verfügung. Sportliche Aktivitäten und moderates und regelmäßiges Training sind dabei enorm wichtig zur Erhaltung der Muskulatur und der körperlichen Leistungsfähigkeit.

Physiologische Grundlagen oder „Ernährung von innen"

In der folgenden Zeit werden dann zunehmend Fette aus dem Fettgewebe zwecks Energiegewinnung abgebaut. Sie stellen von nun an den „Hauptbrennstoff" im Fasten dar. Aus den mobilisierten Fetten stellen Leber und Nieren zum Teil Säurekörper (= Ketonkörper) her, und besonders Nervenzellen lernen, diese Säurekörper zu verstoffwechseln. So kommt es zu einem wesentlichen Eiweiß-Sparmechanismus, da Nervenzellen nun weniger auf Glukose angewiesen sind. Auch dieser Eiweißsparmechanismus wird durch Bewegung und körperliches Training gefördert.

Es sind hauptsächlich Gemische aus den Fetten und etwas Eiweiß (95% Fett zu 5% Eiweiß), die über Tage bis Wochen im Fasten zur Energiegewinnung herangezogen werden. Niemals jedoch dauert methodisch korrektes Fasten länger als maximal vier Wochen. Selbst das „biblische" Fasten geht nicht über 40 Tage hinaus! Nach einem solchen Zeitraum und nach dem Verbrauch der Fettreserven kommt es wiederum zu einer Zunahme des Eiweißabbaus, wie das in den USA 1977 bis 1978 bei der „Last-Chance-Diet" oder „Liquid-Protein-Diet" (nur Wasser und Kollagen-Hydrolysate pro Tag über 2 bis 8 Monate!!!) zu beobachten war. Dadurch kann es zu Herzmuskelschwäche mit schwerwiegenden Folgen kommen.

Geschehen war folgendes: Über Drugstores in den USA wurde 1976/77 ein Präparat aus billigem Bindegewebseiweiß angeboten (seit damals nicht mehr im Handel), das begleitend bei einer Gewichtsreduktion eingenommen werden sollte. Dies geschah ohne jede Art von fachlicher Beratung oder Information. Die Abnehmwilligen wurden allein gelassen. Es gab keine Betreuung, keine Eingangsuntersuchung durch Ärzte, keinen Hinweis darauf, wie wichtig eine hohe Flüssigkeitszufuhr ist, keine Darmreinigung, kein Bewegungspro-gramm etc., und dann die oben geschilderten schwerwiegenden Folgen für die Teilnehmer!

Ganz anders dagegen das Heilfasten: Die ärztliche Eingangsuntersuchung mit Labor/EKG und Verlaufskontrollen ist Pflicht. Die Heilfastenmethode wird nur durch darin kundige Ärzte und Fachpersonal durchgeführt und überwacht. Hinzu kommen die niedrig dosierte Verabreichung von Kalorien, die begrenzte Dauer, sowie Substitution von Mineralien etc., somit Versorgung mit wichtigen Stoffen. Man kann Heilfasten mit Recht deswegen auch als eine kontrolliert durchgeführte „niederkalorische Trinkdiät" bezeichnen.

Physiologische Grundlagen oder „Ernährung von innen"

In der Aufbauphase nach dem Heilfasten findet wiederum eine Stoffwechselumstellung statt: Es kommt zu einem Neuaufbau von Eiweißbausteinen und Eiweißkörpern. Als Folge des jetzt wieder lebhaften Glykogen- und Eiweißaufbaus und der damit normalerweise einhergehenden Wasserbindung steigt das Gewicht nur leicht an. Es ist durchaus mit ein oder zwei Kilogramm plus in der mehrtägigen Aufbauphase zu rechnen. Dies ist dann aber noch keine echte Zunahme an Fettgewebe.

Abgebautes Fettgewebe wird nicht in dem früheren Maße wieder aufgebaut – vorausgesetzt allerdings, dass die „Unterrichtsinhalte" bezüglich des Verhaltens nach dem Fasten auch in die Realität umgesetzt werden!

Zusammenfassend kann festgestellt werden, dass der Organismus über einen außerordentlich ökonomischen Umgang und einen differenzierten Abbau der Energiespeicher verfügt, auch im Sinne einer Schonung lebenserhaltender Strukturen und Reserven!

■ **Tipp: Fastende sollten sich nicht verunsichern lassen: Ein mäßiger Eiweißverlust während des Fastens ist keineswegs bedrohlich, sondern eher logisch und physiologisch.**

Zum Schluss weitere, wichtige Details:
Fasten bewirkt eine Entleerung der Kochsalzdepots, somit kommt es zu einer gesteigerten Entwässerung und damit im Gefolge auch zu einem – oft nötigen – Absinken des Blutdrucks und einer Normalisierung. Auch das ein Grund für eine hohe Flüssigkeitszufuhr!

Zu bedenken ist der Harnsäureanstieg im Fasten, der in manchen Fällen die vorbeugende Einnahme eines harnsäuresenkenden Mittels notwendig macht.

Der Einfluss des Bewegungsprogramms hat im Fasten einen hohen Stellenwert. Durch Körpertraining werden der Fettabbau und die Fettverwertung intensiviert, Eiweißstrukturen werden geschont. Außerdem wird das Herz-Kreislaufsystem stabilisiert, ausgeprägte Trainingseffekte im Fasten wurden wissenschaftlich dokumentiert. Nie habe ich in nunmehr 12 Jahren (und mein Vater auch nicht in 50 Jahren) beim Heilfasten eine Einschränkung der körperlichen Leistungsfähigkeit erlebt. Und: Wer sich nicht bewegt und seine Muskulatur nicht trainiert, baut Muskulatur ab – ob er nun fastet oder nicht!

Mit von Medizinern und anderen Wissenschaftlern nur ungern gebrauchten und milde belächelten Begriffen wie „Schlacken" und „Entschlackung" können wir dem Nichtfachmann (Laien) bildlich komplizierte Vorgänge er-

Physiologische Grundlagen oder „Ernährung von innen"

klären. Hier geht es z.B. um den Abbau von „Defektenzymen" und überalterten Enzymen, von Abbaustoffen aus überreichlicher Fleischernährung, von Ablagerungen in den Gefäßwänden, von aus allergischen Reaktionen stammenden Substanzen, von aus bakterieller Zersetzung unverdaute Nahrungsbestandteile im Darm stammenden Produkten, von zuviel Harnsäure, belastenden Stoffen aus der Umwelt uvm. Die sozusagen „gereinigten" Körpergewebe sind durch die Entschlackung nun aktiver, der Mensch damit gesünder. Das Unverständnis mancher Wissenschaftler bezüglich des „Unwortes" Schlacken ist nun nach der vorangegangenen Erklärung nicht mehr verständlich.

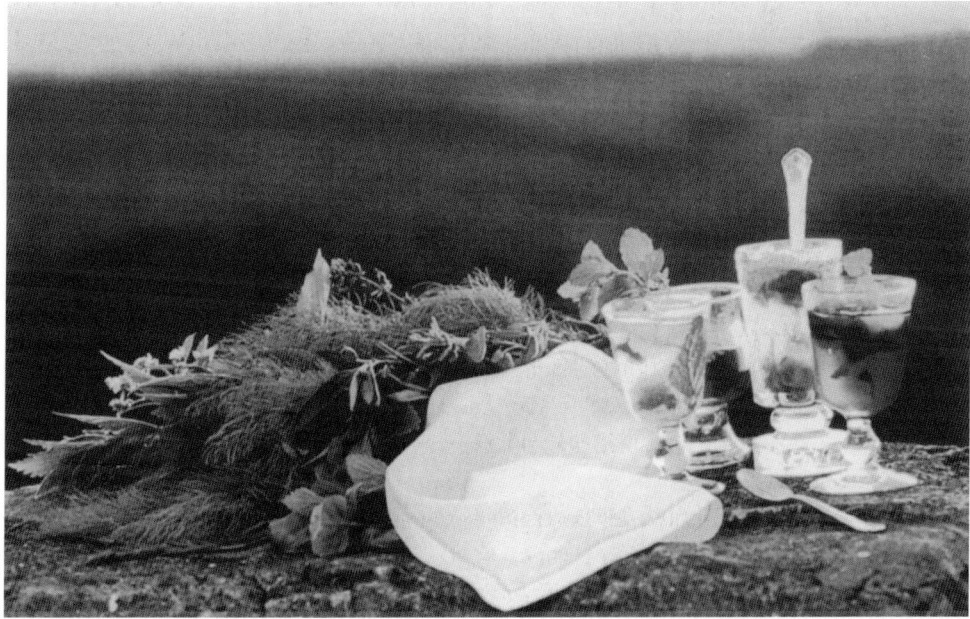

Eine sehr wichtige Begründung zur Flüssigkeitsaufnahme: Der Grund für die hohe Trinkmenge liegt darin, dass die Nieren die Hauptlast der Ausscheidung von wasserlöslichen Substanzen (Ketonkörper, Ammoniak, Harnsäure etc.) tragen müssen. Nieren können nur entgiften, wenn sie durch hohe Flüssigkeitszufuhr „am Laufen" gehalten werden!

Heilfasten – wo hilft es?

„Für den Kranken ist das Wenigste das Beste"
(Hippokrates)

Heilfasten als Therapie bei vielen Krankheiten

Es gibt unzählige Krankheitsbilder, auf die das Heilfasten eine heilende und entlastende Wirkung hat. Es kann hier nur eine Auswahl der wichtigsten Anzeigen genannt werden. Als klassische Indikation ist das Gelenkrheuma zu bezeichnen, da Otto Buchinger 1919 selbst diese Erkrankung durch Fasten heilen konnte.

Rheuma-Erkrankungen

Heilfasten kann bei Rheumaerkrankungen sehr hilfreich sein – im Frühstadium, nach ausführlicher schulmedizinischer Diagnostik, und vor z. B. Kortison/MTX. Aber: nur nach Rücksprache mit dem behandelnden Internisten/Rheumatologen und einem Arzt mit großer Fastenerfahrung!! Ausnahme: Fasten bei rheumatoider Arthritis in fortgeschrittenen Stadien ist ab „Steinbroker III" (röntgenologische Bezeichnung) nicht mehr anzuraten, da in diesem Krankheitsstadium die Gelenkveränderungen bereits zu weit fortgeschritten sind und die/der Erkrankte meistens keine körperlichen Reserven mehr hat und untergewichtig ist.

> ■ **Wichtig:** Sucht ein Rheumatiker Hilfe durch Fasten, so muss der fastenerfahrene Arzt den Patienten vorher genau untersuchen und die erhobenen Befunde studieren. Ein einfaches „Losfasten" ist nicht möglich!

Wie soll man sich die Fasten-Wirkung bei echtem Rheuma vorstellen? Durch Fasten wird der Blutspiegel einer bestimmten Säure (Arachidonsäure) abgesenkt, die die Schmerzentstehung in den Gelenken maßgeblich mit unterhält. Es kommt in der Folge zu einer Schmerzlinderung. Gleichzeitig wird die Bildung einer weiteren Substanz (Prostaglandin) vermindert, die zusammen mit der Arachidonsäure sowohl die Entzündungsvorgänge als auch die Schmerzentstehung beeinflussen. Rheumatiker verbleiben heutzutage meist von Anbeginn in schulmedizinischer Behandlung (in rheumatologischen Schwerpunktzentren). Sie fasten nur noch selten im ersten Schub – was schulmedizinisch gesehen auch völlig korrekt ist.

Ich möchte aber anmerken, dass ein methodisch korrektes Heilfasten gleich im Zeitraum des ersten Rheuma-Schubes zu einer langan-haltenden Remission (für den Laien wie eine „Heilung") führen kann.

Metabolisches Syndrom / Diabetes mellitus Typ 2:

Das metabolische Syndrom sowie der Diabetes mellitus Typ 2 (= Alterszucker) haben als gemeinsames Merkmal einen erhöhten Insulinspiegel mit der Folge einer peripheren (in den Geweben) Unempfindlichkeit gegen das im eigenen Körper gebildete Insulin. Die Folge ist eine schwere Störung des Kohlenhydratstoffwechsels des Organismus, was manchmal lebensgefährliche Ergebnisse nach sich ziehen kann.

Betroffen sind in der Regel Menschen, die Diabetiker in der Familie haben und/oder einen krankmachenden Lebensstil haben (Bewegungsmangel, Rauchen, zuviel Fettes Essen undAlkohol usw.).

Heilfasten wirkt hier durch das Konzept, welches die wesentlichsten Instrumente beinhaltet: Ernährungsberatungen und Schulungen, Schulung zur Selbstbefähigung, gesundes Essen als Selbsterfahrung, Heranführung des Körpers an regelmäßige Bewegung, Erlernen des Umgangs mit Stressfaktoren, der Erstellung eines individuellen Gesundheitskonzeptes.

Heilfasten ist ideal, um die Lebensbedrohung durch das metabolische Syndrom oder durch den „Alterszucker" abzuwenden. Es entfaltet seine Wirkungen genau da, wo das Problem entstanden ist:

1. Durch die Gewichtsreduktion kommt es zu einer Normalisierung der körpereigenen Insulinproduktion. Folge: Die Insulin-Wirkorte in Leber, Muskulatur, Fettzellen reagieren nun wieder in normaler Weise auf das körpereigene Insulin, indem der Zucker wieder seiner Verwertung zugeführt wird und der Blutzuckerspiegel in normale Bereiche reguliert wird.
2. Durch die Verminderung und Normalisierung der Insulinproduktion gehen auch die durch den hohen Insulinspiegel verursachten Nebenwirkungen des vorher stark erhöhten Insulinspiegels wie „Fettzellmast" mit Übergewicht, Blutdruckerhöhung, Stoffwechselentgleisungen mit erhöhtem Blutzucker, sowie die Fettstoffwechselstörungen etc. zurück
3. Durch die Normalisierung der Stoffwechselvorgänge wird bei fortgesetzter gesunder Lebensweise auch ein ganz starker Impuls zum Abbau von Ablagerungen in den Gefäßen gesetzt. Denn der absinkende Insulinspiegel mindert die gefäßschädigende Insulinwirkung.

4. Durch die Vermittlung eines Ernährungskonzeptes ergibt sich eine neue Sicherheit in der Auswahl der Nahrungsmittel auch im alltäglichen Leben (siehe Kapitel Verhalten nach dem Fasten).
5. Vertrauen in die körperlichen Möglichkeiten hinsichtlich regelmäßiger Bewegung

Nichtrauchen wird erwartet!

Verdauungsorgane

- **Funktionelle Störungen**, man nennt das z.B. „nervöser Darm" (oder Magen): Normalisierung der Darmfunktion durch Umstellung in Richtung Schonung; Darmentzündungen, die sich gerade nicht im akut entzündlichen Zustand befinden. Entzündungshemmende Wirkung durch Fasten, Umstellung der Lebensweise und positives Denken.
- **Chronische Darmverstopfung** (Obstipation): Normalisierung der Stuhlentleerung.
- **„Fettleber"**, häufig durch zu fettes Essen und/oder durch zuviel Alkohol verursacht: Abbau des abgelagerten Fettes, Normalisierung vorher erhöhter Leberwerte, bei Hepatitis (Leberentzündung) entzundungshemmende heilende Wirkung.
- **Gallenblasenleiden** (z.B. „Verkrampfungen"): Normalisierung der Bewegungen der muskulären Wände der Gallenwege und der Gallenblase durch Darmreinigung und „glättende" Fastenwirkung.

Herz und Gefäße

- **Bluthochdruck:** Normalisierung der den Blutdruck regulierenden Hormone und damit der Gefäßweite, Blutdrucknormalisierung.
- **Beginnende Gefäßveränderungen** (Atheromatose, „Gefäßverkalkung") mit evtl. leichtgradigen Durchblutungsstörungen: Beginn eines Abbaus der Ablagerungen durch tiefgreifende, nachhaltige Blutfettnormalisierung gefolgt von „positiver Lebensstiländerung" (dadurch langfristige Wirkung).
- **Leichtgradige Herzkranzgefäßerkrankung** (noch lange keine Operationsnotwendigkeit): Beginn des Abbaus von Ablagerungen (wie unter Atheromatose).
- **Venenprobleme** („Krampfadern"): Kräftigung der muskulären Wand der Venen durch Entlastung und Erholung der elastischen Anteile der Venenwände.

Stoffwechsel
- **Fettstoffwechselstörungen** (Triglyzeride/Cholesterol), entweder einzeln oder kombiniert: Normalisierung aller Blutfettwerte.
- **Überernährung/Übergewicht**, Risiko für schwere Erkrankung.
- **Zuckerstoffwechselstörungen** (metabolisches Syndrom/Diabetes mellitus Typ 2), oder Kombinationen der beiden letzten mit Übergewicht und Überernährung: Normalisierung des zugrundeliegenden erhöhten Insulinspiegels mit Normalisierung aller damit im Zusammenhang stehenden Laborwerte.

Gelenke/Bandapparat
- **„Echtes Gelenkrheuma"** wie chronische Polyarthritis, verschiedene andere Rheumaformen mit entzündlicher Ursache: antientzündliche Wirkung, Erzielung einer „Remission".
- **Schmerz-Syndrome** bei Beschwerden des Stütz- und Bewegungsapparates wie z.B. Wirbelsäulen-Problemen: durch Entlastung der tragenden Strukturen (Gelenke etc.), Verbesserung der Ernährung der gelenkbildenden Gewebe.
- **Verschleiß-Arthrosen** = degenerative Gelenkerkrankungen: Verbesserung der Zusammensetzung der „Gelenkschmiere" und deren pH-Wert durch Fasten, Entlastung und Entquellung mit verbesserter Durchblutung der umgebenden Gewebestrukturen.
- **„Fibromyalgie"** : durch ganzheitlichen Ansatz Einbeziehung auch der psychosomatischen Komponente.

Haut und Schleimhäute
- **Neurodermitis:** Beruhigung des entzündlichen Prozesses, Rückgang von Hautschuppung und Juckreiz. Muss gefolgt sein von Ernährungsumstellung, Fastenwirkung von Fall zu Fall verschieden.
- **Nahrungsmittelallergie** durch Allergenkarenz;
- **Schuppenflechte** (Psoriasis): Distanzierung von der Alltagsproblematik durch Fasten; Veränderung des Umganges mit den zugrundeliegenden Problemen.
- **Wiederholte Infektionen** bei Abwehrschwäche, chronische Nasennebenhöhlenentzündungen Qualitative Verbesserung des Immunsystems und somit der Abwehr – hier spielt das vorbeugende „Roedern" mit hinein.

- **Asthma bronchiale:** Minderung der entzündlichen Aktivität, abschwellende Wirkung auf die Bronchialschleimhaut sowie Rückgang der Schleimbildung, Minderung der Aktivität des autonomen Nervensystems mit Erweiterung der Bronchien, Abstand von der gewohnten Umgebung.

Heilfasten vor bestimmten Operationen
z.B. Vorbereitung auf eine OP im Bauchraum, Minderung eines OP-Risikos durch Abbau von Risikofaktoren.

Augeninnendruckerhöhung (Glaukom)
durch Entwässerung Senkung des Augendrucks bei z.B. „Glaukoma simplex".

Unterstützung einer Entwöhnungsbehandlung
Die weitverbreitetste ist die *Koffeinabhängigkeit* (bei Kaffeetrinkern und mehr als 4 Tassen Kaffee/Tag) mit Koffein-Entzugskopfschmerz; Heilfasten ist eine echte Chance, vom *Rauchen* loszukommen; Bei regelmäßigem zu hohen *Alkoholkonsum* (nicht bei echtem Alkoholismus).

Menopausal-Syndrom bei Frauen
Ausgleichende Wirkung durch Normalisierung des Essverhaltens und Gewichtsentlastung, verbunden mit „seelischer Aufhellung".

Migräne
Distanz vom Alltag, Stille, Entspannungsübungen, Ernährungsumstellung.

Harnsäureerhöhung/Gicht
Harnsäure steigt im Fasten an: der fastende Organismus löst die Harnsäure-Depots in den Geweben auf, der anfänglich einsetzende Eiweißabbau trägt dazu bei, Gegensteuerung durch harnsäuresenkende Mittel. Fasten und Beratungen, denn Ernährungs- und Lebensstiländerungen im häuslichen und privaten Umfeld müssen folgen.

Leichtgradige Depression
positiv stimulierende Wirkung (Stimmungsaufhellung mit Langzeitwirkung.

Heilfasten als Vorbeugung von Krankheiten

Heilfasten ist hervorragend zur Prävention geeignet, ganz besonders bei vorhandenen Risikofaktoren und noch ohne feststellbare Erkrankung, die Motivation zur „Lebensstil-Änderung" vorausgesetzt:

- zum Verzicht auf Nikotin, Alkohol; bei unkomplizierter Ess-Störung, bei Bewegungsmangel, bei labilem Bluthochdruck; zur Normalisierung erhöhter Blutfettwerte, Leberwerte, und bei Störungen des Zuckerstoffwechsels,
- im Rahmen von Nachsorge- und Reha-Maßnahmen
- zur Stressbewältigung,
- bei familiärer Risikofaktoren-Vorbelastung, zur Vorbeugung von sogenannten Alterskrankheiten.

> **Tipp:** Vorbeugendes Heilfasten hat eine lebensverlängernde und die Lebensqualität verbessernde Wirkung.

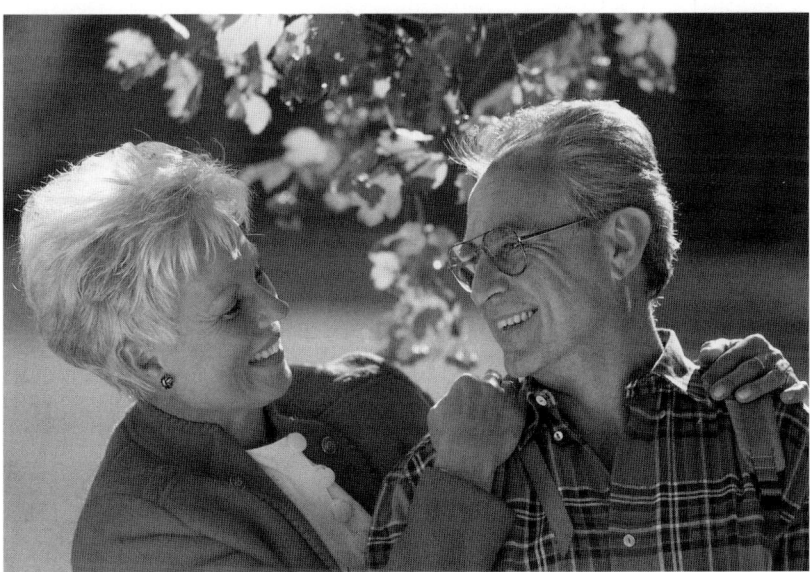

Heilfasten ist gesund

Heilfasten und seine Grenzen

Gegenanzeigen

In diesem Abschnitt finden Sie die wichtigsten Gegenanzeigen (Auswahl):
- Bettlägerigkeit/Pflegebedürftigkeit/körperliche und geistige Immobilität,
- Auszehrende Erkrankungen verschiedener Ursache (z.B. durch Krebs-Erkrankungen),
- Magersucht; bei Bulimie sollte ebenfalls Zurückhaltung herrschen,
- Seelische Labilität,
- Schwere Depressionen,
- Psychosen („Wahn", Schizophrenie),
- Rasch fortschreitende Herzkranzgefäßerkrankungen mit instabiler Angina Pectoris auch unter stabilisierender Mehrfachmedikation, evtl. Operationsnotwendigkeit,
- Kortisontherapie (ab einer bestimmten Dosis),
- Schwangerschaft und Stillperiode,
- Diabetes mellitus Typ I,
- Niereninsuffizienz/Dialyse.

Heilfasten und Alter

Das Alter ist nicht unbedingt eine Gegenanzeige zum Fasten. Die folgenden Fragen sollten zur Entscheidungsfindung beitragen:

Bei *Senioren*: Für das jeweilige Alter auffällig vorgealtert und dazu noch schwerwiegendere Organschäden? Dann ist kein Fasten oder Heilfasten möglich! Senioren aber, die wesentlich jünger aussehen als das zahlenmäßige Alter vorgibt, und die zudem auch keine schweren Organschäden haben und sich noch gut bewegen können, dürfen fasten! Dennoch setzt auch hier das zahlenmäßige Alter – abgesehen von dem jeweiligen Gesundheitszustand – ab 70 Jahre Grenzen beim außerklinischen Fasten, im stationären Bereich können es 75 Jahre sein. Bei *Jugendlichen*, die in der Reifung zurückgeblieben sind: kein Heilfasten oder Fasten! Sonst können Jugendliche ab dem 16./17. Lebensjahr frühestens erstmals fasten. In jedem Fall sollte die Fastenfrage mit einem kompetenten Arzt abgeklärt werden.

Kinder: kein Heilfasten oder Fasten!

Heilfasten: Möglichkeit der seelischen und spirituellen Weiterentwicklung

> *„Das ist ein Arzt, der das Unsichtbare weiß, das keinen Namen hat, das keine Materie hat, und hat doch seine Wirkung."*
> (Paracelsus)

Was machen Sie eigentlich, wenn es Ihnen schlecht geht? Wenn Sie nicht mehr weiter wissen? Wenn die Partnerschaft in die Brüche ging? Der Ärger im Job so eskaliert ist, dass die Kündigung droht? Was, wenn Sie einfach zu nichts mehr Lust haben, weil Sie keinen Sinn mehr drin sehen?

Normalerweise sucht man die Lösung dann ja im „außen". Man besorgt sich einen neuen Job, einen neuen Partner, eine neue Aufgabe. Und das Karussell dreht sich wieder weiter. Was aber, wenn sich nach geraumer Zeit

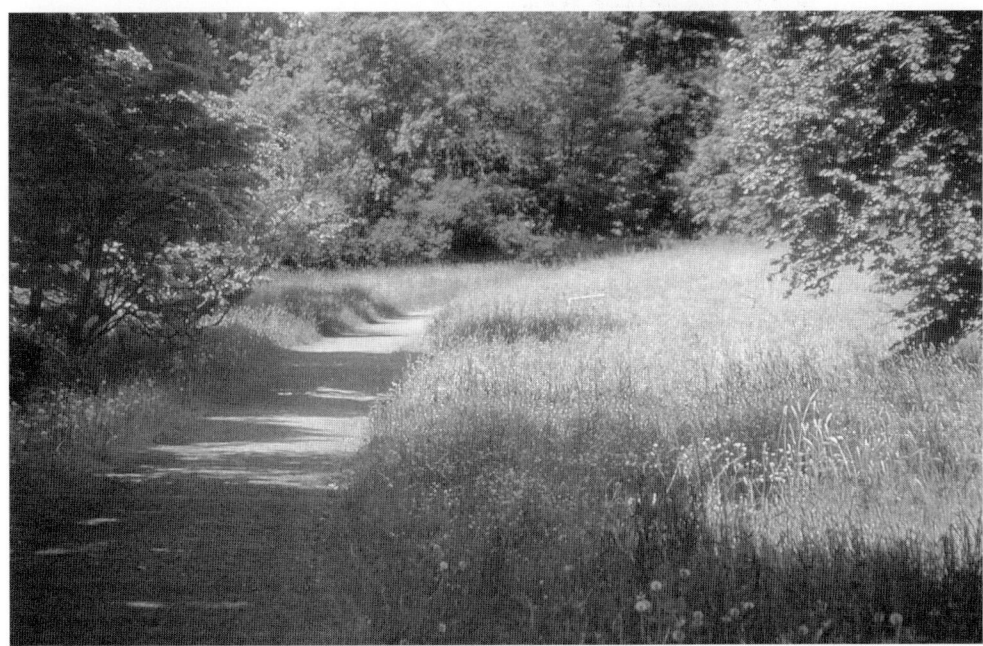

Heilfasten eröffnet neue Wege

die ähnlichen Katastrophen (nur mit anderen Personen) wieder einstellen? Was ist, wenn Sie merken, Sie können nur eines verändern, nämlich sich selbst? Was ist, wenn Sie merken, dass Sie sich in etwas verloren haben und jetzt eigentlich gar nicht mehr wissen, wer Sie sind und was Sie wirklich wollen?

Das Heilfasten nach Dr. Buchinger ist eine optimale Möglichkeit wieder zu sich selbst und seinen tatsächlichen Bedürfnissen zu finden. Neben der medizinischen Betreuung ist die „heilende Seelenführung" während des Fastens ein sehr wichtiger Faktor. Heilfasten kann in gewissen Fällen wie eine seelische Operation sein, nach der man Probleme in den Griff bekommt oder sich von schlechten Angewohnheiten ohne Anstrengung befreien kann. Warum das klappt?

Während der Kur entgiftet der Körper von krankmachenden Schlackenstoffen – gleichzeitig löst sich die Seele aber auf einer anderen Ebene von geistigen Giften, die sie am Leben, am Glücklichsein behindern.

Bei manchen Fastenden entgiftet die Seele sogar schneller als der Körper – in solchen Fällen, wenn diese Entlastung für den Menschen besonders dringlich ist.

„Manche kommen hier völlig ausgebrannt an", beschreibt Dr. Valerie Nikolai, Ärztin in der Klinik Dr. Buchinger ihre Patienten. Seit fast 10 Jahren in der Pyrmonter Klinik tätig, kümmert sich die feinfühlige Ärztin wie auch ihre anderen Klinikkollegen besonders auch um das Seelenwohl ihrer Patienten. „Vor allem Frauen haben sich Zuhause so lange Zeit zusammennehmen müssen, dass sie hier, in der plötzlichen Ruhe und Geborgenheit, ihren Gefühle sofort freien Lauf lassen müssen. Manchmal laufen am ersten Fastentag die Tränen, bricht eine „Fassade" zusammen", das beobachtet Frau Dr. Nikolai sehr häufig bei den weiblichen Fastenden (65% der Hausgäste sind Frauen). Bei den Männern dauert es meistens länger, bis das Eis bricht, weiß die Medizinerin."Männer (aber auch einige Frauen) wollen oft stark bleiben. Sie bleiben in Ihren Rollen stecken. Oft dauert es lange, bis sie sich öffnen. Bei manchen klappt es auch gar nicht. Die bleiben bis zum Schluß „zu". Da gehen zwar die Pfunde weg, aber die Probleme nehmen die Leute wieder mit", gibt sie zu.

Im Hause Buchinger kann ein Aufnahmegespräch manchmal schon bis zu zwei Stunden dauern. Es ist auch ganz wichtig, daß man sich auf die Leute einstellt und sie richtig anspricht. „Jede Seele sehnt sich nach tieferen

Antworten, die gerade für sie jetzt richtig sind", weiß Dr. Nikolai. „Man merkt schon an kurzen Fragen über die Ehe oder die Arbeit, was nicht stimmt. Kleine liebevolle Gesten genügen oft schon und dann laufen die Tränen und die Leute beginnen zu reden und zu reden," schildert Dr. Nikolai. Hier muß man sie dann auffangen können. Zeit für sie haben. Sie hinführen zu sich. Wutanfälle, Tränenausbrüche und auch heftige Traumerlebnisse sind als „Erstverschlimmerung" während der Kur möglich und da heißt es dann aufmerksam und liebevoll auf den Patienten einzugehen.

Für den Fastenden dagegen ist jetzt das Sprechen ganz wichtig! Er soll mit dem Arzt über all das reden, was ihn besonders bewegt. Zusätzlich sinnvoll ist das Führen eines Fastentagebuchs. Dieses „von der Seele schreiben" unterstützt den Entgiftungsvorgang und damit den Heilungsprozeß. Auch Gruppengespräche, die sich oft spontan im Aufenthaltsraum oder bei den gemeinsamen Wanderungen ergeben, können Problemlösungen vorbereiten.

Ganz allgemein beobachten die Ärzte in der Klinik Dr. Buchinger, daß das Interesse an geistigen und spirituellen Themen in den letzten Jahren unter den Patienten gewaltig angestiegen ist. Ein breit gefächertes Angebot an Vorträgen, Meditationen, Seminaren aber auch an privaten Gesprächs-

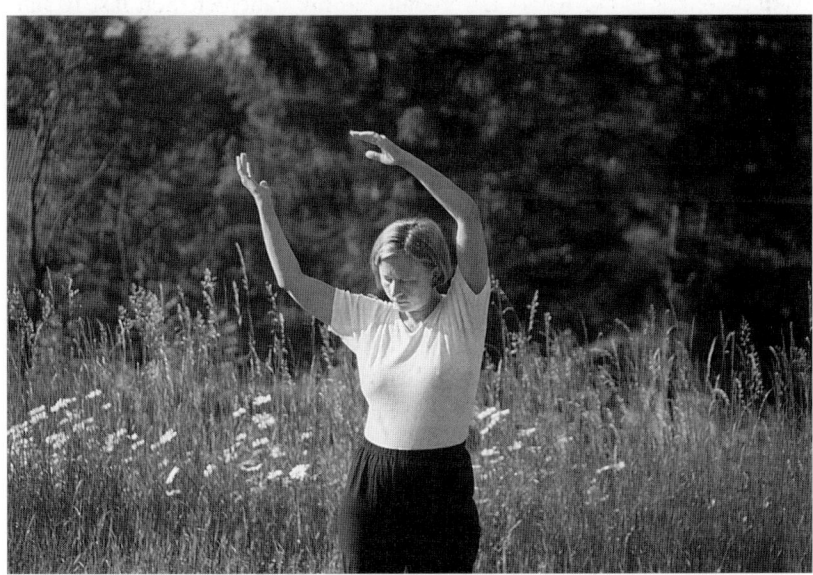

Sich mal mit sich selbst beschäftigen ...

möglichkeiten findet großen Anklang bei den Fastenden. „Es ist so schön zu sehen, wie die Leute nach einer gewissen Zeit des Fastens und der Abgeschiedenheit wieder einen Zugang zu Ihrem inneren Gefühl bekommen", schildert Dr. Nikolai, „Wir fordern die Menschen immer wieder auf, bei allen Fragen und Problemen, die beim Fasten erstmals verstärkt hochkommen, in sich hineinzuspüren".

Manchmal gibt es auch so ungewöhnliche Tips wie: Gehen Sie mal barfuß und spüren sie den Boden unter den Füßen. Oder: Umarmen Sie mal einen Baum. Hören Sie, was er ihnen zu sagen hat. „Die Leute sind dann meist total glücklich, wenn sie später davon erzählen".

Fasten nährt die Seele	Beim Fasten kann sich die Tür zu unserem wirklichen Wesen ganz plötzlich wieder öffnen. Selbsterkenntnisprozesse während der kargen Tage sind häufig. Manchmal kommt die Lösung für ein jahrelanges ungelöstes Problem wie ein Blitz ins Bewußtsein. Der Griff zum Hörer um sich zu entschuldigen, der Abschiedsbrief an den längst verflossenen Liebhaber, das klärende Gespräch mit dem Chef, all das kann sich hier in Gedanken schon entwickeln. In den Zeiten, in denen der Körper fastet, nährt sich die Seele.

Manchmal haben sich die seelischen Probleme so sehr im Körper manifestiert, daß es dann zu psychosomatischen Erkrankungen kommt. Dazu gehören zum Beispiel oft Magen- und Darmerkrankungen, Migräne, Allergien, Herzrhythmusstörungen, Asthma u.v.m. Fast jede Krankheit kann auch psychosomatisch überlagert sein. Das heißt: die Beschwerden verbessern sich, wenn das zugrundegelegte Problem sich entfernt.

Der heutige Schulmediziner heilt in der Regel nur von außen durch Operation oder Medikamente. Dadurch werden jedoch oft nur die Symptome geheilt, nicht die wirklichen Ursachen. Betrachtet man den Menschen als eine Einheit von Körper, Geist und Seele, die untrennbar miteinander verbunden sind und sich gegenseitig beeinflussen, kann man zu einer ganzheitlichen Sichtweise von der Entstehung von Krankheit vordringen. Der berühmte Arzt Paracelsus hat den Begriff des „Inneren Arztes" geprägt, eine Instanz im Körper, die sehr genau weiß, auf welcher Ebene die Störung des Gleichgewichtes liegt, die letztendlich zur Krankheit geführt hat. Und:

Heilfasten: Möglichkeit der seelischen und spirituellen Weiterentwicklung

Wirkliche ganzheitliche Heilung ist immer auch Heilung und Erlösung des zugrundeliegenden seelisch-geistigen Konfliktes.

Nimmt man sich beim Fasten die Zeit zur „Innenschau", zum Stillwerden und richtet man die Aufmerksamkeit auf die in uns ablaufenden seelischen Prozesse, so kann man in dieser Zeit auch eine ganz neue Orientierung im Leben erzielen. Krankmachende Verhaltensmuster, Ess- und Denkmuster können erkannt und neu ausgerichtet werden (ganz davon abgesehen reduziert sich zum Beispiel ein unmäßiger Hunger durch die reichhaltige seelische Nahrung wie von selber).	*Positive Innenschau*

Auch die bewusste Gedankenlenkung ist eine wichtiger Teil der Kur. „Wir sind das, was wir essen – aber noch viel mehr das, was wir denken", beschreibt Dr. Nikolai. Was sich viele immer noch zu wenig bewusst machen: Gedanken bestimmen unser Leben. Unsere Gedankenkräfte sind die stärksten Kräfte überhaupt. Unsere Gedanken erschaffen unser Leben. Kraft der Gedanken können wir nicht nur Berge versetzen, unsere Wünsche und Lebensziele verwirklichen, sondern auch unsere Krankheiten besiegen. Durch die Änderung unserer (oft negativen) Denk- und Fühlmuster hin zu aufbauenden, konstruktiven und liebevollen Gedanken werden wir genau das auch in unser Leben hineinziehen. Diese Erkenntnisse kann man in nahezu allen Weisheitsbüchern aller Völker und Kulturen nachlesen:

„Denke und fühle Gesundheit und du wirst Gesundheit in dein Leben hineinziehen." „Denke und fühle Glück und du wirst Glück in dein Leben hineinziehen". „Denke und fühle Liebe und du wirst Liebe in dein Leben hineinziehen".	*Alte Weisheiten*

Unsere Gedanken schaffen neben unserer alltäglichen Realität auch unsere spirituelle Welt. Viele Patienten beschäftigen sich in den Wochen des Fastens, fernab von ihrem Alltag, mit spirituellen Themen wie etwa dem Sinn des Lebens, ihrer Lebens-Bestimmung, dem inneren Heilsein, und mit Gott, dem Kosmos oder wie man diese Höhere Kraft auch immer nennen

Heilfasten: Möglichkeit der seelischen und spirituellen Weiterentwicklung

möchte. Und hier sieht sich Frau Dr. Nikolai (wie auch ihre Kolleginnen und Kollegen der Klinik) zusätzlich gefordert. Als „Priesterärztin" ist ihr auch das seelisch-geistige Wachstum ihrer Patienten ein Anliegen. Ganz nach dem Vorbild Dr. Otto Buchingers, der das Heilfasten als eine Methode der „re-ligio", der Rückbindung, wiederentdeckte.

Fasten ist ein spiritueller Weg, der jahrhundertelang in unserem Kulturkreis mißachtet worden war.

Der magische Schlüssel dafür liegt in dem allumfassenden Lebens-Prinzip überhaupt: Der Liebe. Liebe ist die stärkste heilende Kraft. Liebe heilt Körper, Seele und Geist gleichermaßen. Das Heilmittel Liebe kostet nichts und ist immer in unerschöpflicher Menge in uns enthalten. Wir müssen diese Quelle nur durch bewusste Lenkung unserer Gedanken und Gefühle wieder aktivieren, d.h. zum Fließen bringen. Eine gute Gelegenheit dazu ist eine mehrwöchige Fastenkur, während der man Zeit hat, sich wieder auf sich selbst und seine inneren Werte zu besinnen.

„Dann werden wir auch spüren", so Dr. Nikolai, „daß wir über die Liebe in uns mit Gott verbunden sind. Denn Gott ist letztendlich nichts anderes als die allumfassende und bedingungslose Liebe, die sich in jedem von uns ausdrückt".

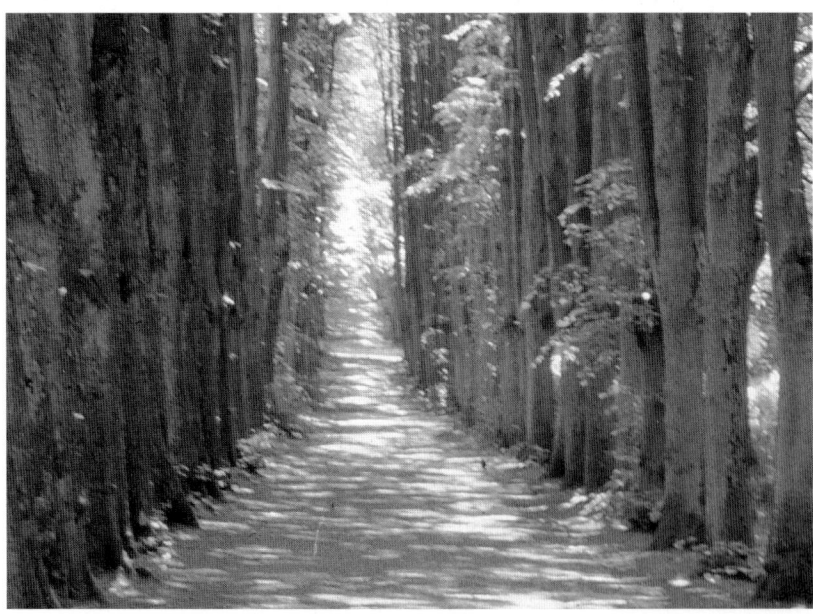

Die Durchführung einer stationären Fastenkur

Voraussetzung für jedes Fasten ist das Prinzip der Freiwilligkeit, sowie dass man sich mit dem Thema durch Literatur und/oder Gespräche befasst hat. Fasten heißt, Zeit für Ruhe, Stille, Entspannung, Besinnung zu haben. Fasten ist die Zeit für gute Literatur, für Musik, Wanderungen in der Natur; Zeit Ungelebtes zu entdecken, sich selbst wiederzufinden, äußere Zwänge abzulegen. Gleichzeitig ist es die Chance, den eigenen Körper wiederzuentdecken sowie das Vertrauen in die eigenen körperlichen Fähigkeiten zurückzugewinnen. Und: Fasten stärkt die Verantwortung für die eigene Gesundheit!

Vorbereitung auf das Fasten

- Lesen Sie gute Literatur über das Fasten, erkundigen Sie sich bei Fastenerfahrenen über den Ablauf der Kur (s. Kap. 12).
- Treffen Sie die Entscheidung zum Fasten ganz bewusst. Machen Sie sich dabei klar, dass man häufig aus einem krankmachenden „Zuviel" kommt, nämlich dem zuviel (und falsch) essen, zuviel sitzen, zuviel trinken (Alkohol), zuviel negativer Stress etc.
- Sprechen Sie mit einem Fastenerfahrenen oder für das Fasten aufgeschlossenen Arzt, der Sie dann auch berät.
- Machen Sie sich bewusst, dass durch den gewollten Verzicht am Ende des Fastens ein Gewinn da ist.
- Halten Sie einen genügend langen Zeitraum terminfrei, mindestens 14 Tage!
- Versuchen Sie, loszulassen, sich vom gewohnten Lebensablauf für eine begrenzte Zeit zu verabschieden, aber auch veränderungsbereit zu sein hinsichtlich evtl. notwendiger zukünftiger Änderungen des Lebensstiles.
- Versuchen Sie, seelische Lasten abzuwerfen, Hektik abzubauen, Spannung loszulassen.
- Achten Sie darauf, keine Genussgifte wie Zigaretten und Alkohol mitzunehmen; auch Süßigkeiten gehören nicht ins Gepäck!
- Packen Sie Sportbekleidung ein.

- Nehmen Sie sinnvolle Literatur mit: Belletristik/Poesie/Sachbücher/Philosophie/Religion.
- Legen Sie Musik-CDs + CD-Player mit Lieblingsmusik (Klassik/romantisches/meditative Musik) bereit.
- Verzichten Sie möglichst auf das Fernsehen (auch wenn ein TV-Gerät im Zimmer steht).
- Besorgen Sie sich ein (Fasten-)Tagebuch, z. B. DIN A 5, und nehmen Sie sich vor, darin die täglichen wichtigen Ereignisse, Gedanken, Wünsche, Träume aufzuschreiben.
- Seien Sie neugierig auf das, was da auf Sie zukommt, freuen Sie sich darauf.

Stationäres Fasten läuft ab wie folgt:

1. Tag = Anreisetag

Der Angereiste bezieht nach der Begrüßung und Erledigung von Formalitäten durch die Rezeption zunächst sein Zimmer und wird dann sofort von dem zuständigen Arzt untersucht. Nach genauer Anamneseerhebung („Krankengeschichte") findet die körperliche Untersuchung statt. Das Ausgangsgewicht wird später von der Schwester gewogen und notiert. Zur Eingangsuntersuchung gehört unbedingt die Überprüfung der Motivation des Patienten für die geplante Kur.

Danach stellt der Arzt den Therapieplan auf. Dazu gehört die Planung einer ausführlichen Blutuntersuchung, Entscheidung über die Art und den Umfang ergänzender Therapien. Mitgebrachte Medikamente werden berücksichtigt. Der Arzt stellt den detaillierten Ablauf der Kur zusammen: Da geht es etwa um die Art und Einteilung des/der Vorbereitungstag(e)s, die vorzusehende Dauer der Kur, evtl. Modifikationen des Fastens, die Gestaltung der Aufbautage sowie auch über die angewandten Therapien.

„Fastengetränke":
- Mineralwasser, ca. 2,5 Liter/Tag tagsüber, mittags Gemüsebrühe heiß getrunken, ca. ¼ Liter/Tag. Wichtig: Wer nicht genügend trinken will, sollte auch nicht fasten!
- Tees: Kräutertees, leichter Schwarztee, jeweils mit etwas Naturhonig (insgesamt 1 bis 2 Teelöffel) gesüßt, morgens und nachmittags.

Die Durchführung einer stationären Fastenkur

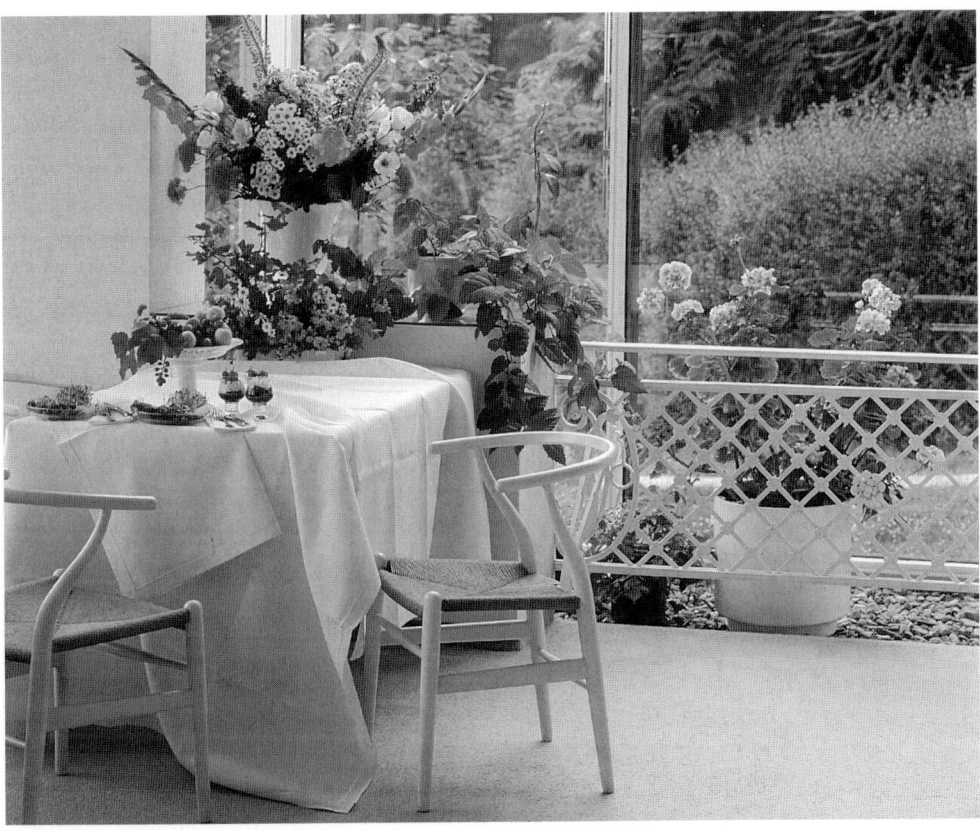

Fasten in gepflegter Atmosphäre

- Frucht- oder Gemüsesaftsaft abends 1 Glas (ca. 0,2 Liter).
- Bohnenkaffee nur nach ärztlicher Verordnung (koffeinhaltiges entwässert, zählt somit nicht als Getränk); entkoffeinierter Kaffee ist da besser; morgens ist leichter schwarzer Tee passender.
- Magenempfindliche sollten Fruchtsäfte und Honig mindern.
- Bei „modifiziertem Fasten" gibt es zusätzlich Sauermilchprodukte, jeweils morgens und/oder abends.
- Buttermilch 1 bis 2 Gläser à 0,2 Liter/Tag, oder Joghurt 1 bis 2 Becher.
- oder etwas mit Mineralwasser aufgeschlagenen Magerquark in entspr. Menge 2x täglich.

Tipp: Um nächtliche Störungen durch Harndrang zu vermeiden, sollte die Haupt-Flüssigkeitsmenge bis 16:30 Uhr getrunken sein.

- Manchmal wird das Fasten bei Magenempfindlichen durch die Gabe von Haferschleim 2 x 100 g täglich abgewandelt.

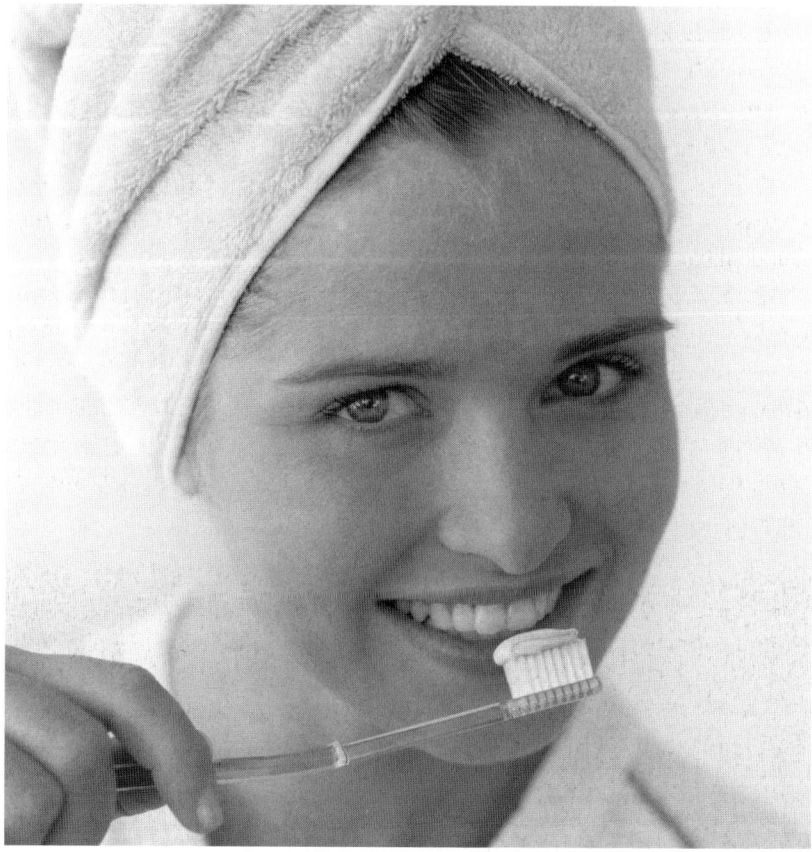

Körperpflege im Fasten:
Bedingt durch Ausdünstungen des Fastenden tägliche Körperpflege mit milden Duschgels und rückfettender Lotion mit 10% Harnstoff. Die Zähne 2 bis 3mal täglich putzen. Mundwasser benutzen. Verwenden Sie zur Zahnpflege keine Naturborste, sondern eine qualitativ gute Kunststoffborste. Die Zahnbürste muss vor Verwendung trocken sein, d.h. der Bürstenkopf muss immer im Glas nach oben stehen. Die korrekte Putztechnik (fragen Sie im Zweifelsfall ihren Zahnarzt) ist wichtiger als das Zahncreme-Produkt.

2. Tag („Abführtag") = 1. Fastentag

Die Stationsschwester begrüßt die/den „Neue(n)" an diesem Morgen mit einem hellen Schwarztee und Honig am Bett serviert. Gegen acht Uhr geht es zum Labor. Hier wird eine ausführliche Blutuntersuchung durchgeführt. Es folgt ein Ruhe-EKG. Diese Untersuchungen sollten am Beginn eines Fastens stehen, um evt. „Hinderungsgründe" für ein Fasten festzustellen oder auszuräumen.

Weitere geplante Untersuchungen werden später durchgeführt. Im Verlaufe des Aufenthaltes sind Kontrolluntersuchungen bei auffallenden Befunden denkbar.

Die Patienten lassen sich kurz vor der Blutabnahme oder danach Termine geben für verordnete Anwendungen in der Badeabteilung, aus dem Gebiet der Bewegungstherapie und Gymnastik. Zudem werden sie durch den täglich aktualisierten Veranstaltungsplan über weitere in der Klinik stattfindende Aktivitäten informiert: Wanderungen/Yoga/Qi Gong/Vorträge (umfangreicher Themenkreis)/„Küchenvortrag" (Theorie), Kochpraktikum/Konzert etc.

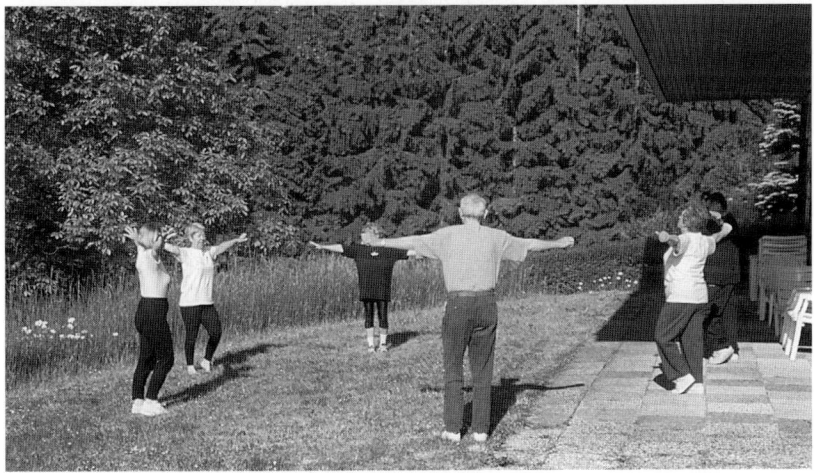

Die sportlichen Aktivitäten sollten in den ersten drei Fastentagen sehr moderat ausfallen, am besten sind zunächst leichte Gymnastikformen (s. Foto). Dann sollte eine langsame Aktivitätssteigerung stattfinden.

Massagen etc. werden – je nach der zugrundeliegenden Beschwerdesymptomatik – verordnet und durchgeführt. Der Beginn der Anwendungen und auch der sportlichen Betätigung liegt am günstigsten nach Abschluss des Abführtages.

Der behandelnde Arzt entscheidet, welche Art von Abführmethode für den Patienten verträglich ist! Zu Beginn des Fastens steht die Darmreinigung: Vom Glaubersalz etwa 0,5 g pro Kilogramm Körpergewicht in ½ bis ¾ Liter lauwarmem Wasser aufgelöst, abgeschmeckt mit ausgepresster Zitrone. Dazu gibt es einen Becher Birnendicksaft, der nach jedem Schluck Glaubersalz zur Geschmackskorrektur schluckweise getrunken werden kann. Magen-Empfindliche und Kopfschmerz-Anfällige sollten nicht mehr als 30 g Glaubersalz nehmen.

■ **Wichtig: Abführmittel nicht unkritisch anwenden! Prinzipiell sind nur Einmalgaben vorgesehen! Auf jedem Fall vor dem Glaubersalz oder anderen abführenden Maßnahmen ausreichende Flüssigkeitszufuhr!!!!!**

Alternativen zum Glaubersalz:
- F. X.-Passagesalz,
- Sauerkrautsaft,
- Kräutertees (z. B. Sennesblättertee, nicht ohne Rücksprache mit dem Arzt!),
- ein Glas Wasser morgens auf nüchternen Magen,
- aus der Apotheke rezeptpflichtige Fertigpräparate (nach Rücksprache mit dem Arzt),
- viel körperliche Bewegung, gute Körperhaltung, Bauchatmung, evtl. Bauchmassage und Vermeiden von einengender Kleidung unterstützen die Darmreinigung.

■ **Wichtig: Spätestens ab jetzt trinken, mindestens 2,5 Liter Flüssigkeit pro Tag, bei hochsommerlichen Temperaturen noch wesentlich mehr!**

Die Wirkung des Glaubersalzes setzt bald ein, und geht über mindestens 3 Stunden. In dieser Zeit sollte man sich in der Nähe des Badezimmers aufhalten. Die eingehende Reinigung vor allem des Dickdarmes ist eine wichtige Voraussetzung für ein gutes Gelingen des Fastens. Besonders bei Menschen mit trägem Stuhlgang oder chronischer Verstopfung, aber auch im Normalfall ist es wichtig, die „Buchten" des Dickdarms vollständig zu entleeren.

Ab dem „Abführtag" wird nur während der Fastenzeit mittags ein Leberwickel (3x/Woche) im täglichen Wechsel mit einem Darm-Einlauf (3x/Woche) verabreicht.

Gründe für den Einlauf:
- Deutlich häufiger „Appetitgefühle" und/oder Kopfschmerzen bei Verzicht auf den Einlauf,
- im Fasten schaltet der Darm um – von Substanzaufnahme zu Ausscheidung: Einläufe helfen, die in den Darm ausgeschiedenen sogenannten Endprodukte des (Fasten-) Stoffwechsels zu entsorgen (z.B. „Schlackenstoffe"),
- die mit Ausscheidungsprodukten der Leber belastete Galle muss entsorgt werden.

3. Fastentag

Die behandelnden Ärzte in der Klinik setzen voraus, dass die Patienten von nun an an allen informativen Veranstaltungen rund um das Thema Gesundheit teilnimmt. Aktualisierte Tagesprogramme bekommt jeder Patient täglich in seinem Zimmer ausgehändigt.

Auch der dritte Fastentag ist mit Aktivitäten wie an den anderen Tagen gefüllt: Bewegungstherapien, Sprechstunden, Vorträgen, Entspannungsübungen, Qi Gong, Yoga, Wanderungen, gelegentlichen Konzertabenden. Ab jetzt kann die Intensität des Sports gesteigert werden! Ausdauersportarten sind nun möglich – in Absprache mit dem Arzt.

Die folgenden Fastentage unterscheiden sich z.B. nur in den Aktivitäten und Anwendungen.

Fastenbrechen = letzter Fastentag

Das Prinzip des Fastenbrechens und des Aufbaus: So schonend wie möglich soll der Körper stufenweise an die Wiederaufnahme und Verstoffwechselung von Nahrungsmitteln herangeführt werden.

Werden beim Fastenbrechen Fehler gemacht, wird die große Chance einer nachhaltigen positiven Veränderung vertan!

Man muss bereit sein, die alten, krankmachenden Verhaltensweisen wie falsche Ernährung, Rauchen, übermäßigen Alkoholgebrauch, Bewegungsmangel, negatives Denken, etc. abzulegen und gegen gesunde Verhaltensweisen einzutauschen.

Das Fastenbrechen

- Vormittags und am frühen Nachmittag jeweils einen Apfel essen. Jeder Apfel (möglichst aus ökologisch-kontrolliertem Anbau) sollte in Spalten geschnitten werden und mit Schale und Kerngehäuse insgesamt ½ Stunde gut gekaut werden! Die Atmosphäre sollte dabei eher meditativ sein, man kann darüber nachdenken, welche wunderbaren wertgebenden Inhaltsstoffe dieser Apfel hat.
- Abends wird eine speziell zubereitete Kartoffel-Gemüsesuppe. serviert. Zutaten: Karotten, Sellerie, Kohlrabi, Zucchini (diese Gemüse gehackt), Pellkartoffeln, Gemüsebrühe, etwas gehackte Kräuter, Gewürze (Meersalz, Muskat, etwas Zwiebel), eine Spur Butter.

1. Aufbautag (= 1. Nachfastentag)

Der im folgenden geschilderte Aufbau ist nicht im Sinne einer Kalorienbeschränkung dargestellt, sondern basiert auf allgemeinen Hinweisen! Wichtig ist das pünktliche Einhalten der Mahlzeiten: Frühstück von 8 bis 9 Uhr, Mittagessen von 12 bis 13 Uhr, Abendessen von 18 Uhr bis 19 Uhr. Der Körper braucht zum Übergang die Regelmäßigkeit. Außerdem sollte man sich für den Alltag etwas von dieser Regelmäßigkeit bewahren.

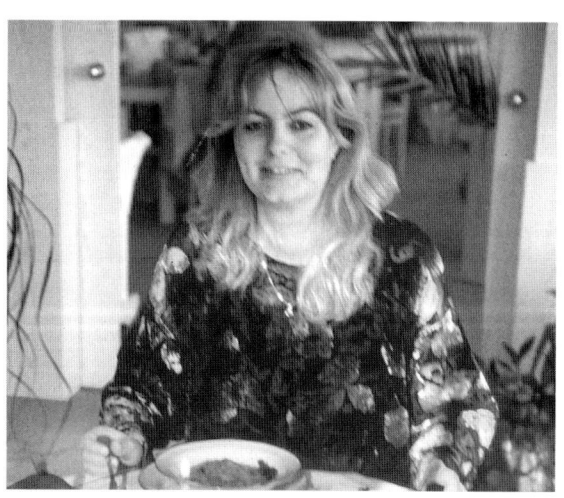

Unsere Küche verwendet nur Nahrungsmittel aus Ökobetrieben und aus dem eigenen Gartenanbau!

Prinzip des Aufbaus: Langsame Steigerung der Nahrungs- und Kalorienmenge, anfangs überwiegend kohlenhydratreiche Lebensmittel. Die fett- und eiweißhaltigen Nahrungsmittel werden im Vergleich dazu nur langsam gesteigert. Weiter gilt: Viel trinken, Bewegung, Entspannung. Keine Hektik!

Kauregeln: Bewusst und langsam essen, gut kauen (15 bis 18 mal pro Bissen!), nicht zum Essen trinken. Die Verdauung beginnt im Mund!
- Morgens, noch am Bett: Pflaumen (in der Nacht vorher eingeweicht) oder Feigen,
- Frühstück: Müsli,
- Zwischenmahlzeit: drei Äpfel über den Tag verteilt,
- Mittagessen: Frischsalat, Karotten- Rohkost; Kartoffelpüree,
- Zwischenmahlzeit: Heller Schwarztee mit Milchzucker oder Honig, ein Knäckebrot mit etwas Honig,
- Abendessen: Frischobst (Apfel, Banane, Orange, Ananas, Mango etc.); maximal 10 g Butter, 1 Graham- und 1 Knäckebrot, oder 1 Scheibe Vollkornbrot eigener Herstellung; Hagebuttentee, 80 g Kräuterquark eigener Herstellung.

2. Aufbautag
- Morgens, noch am Bett: Eingeweichte Pflaumen, oder Feigen,
- *Frühstück:* Müsli, etwas Butter, Graham- oder Knäckebrot etc., Buttermilch oder Kefir, oder Azidophilus-Milch. Drei Äpfel und etwa zwölf Haselnüsse über den Tag verteilt.
- *Mittagessen:* Salat, Karotten in Butter, Naturreis (brauner Reis) ohne Salz gekocht, 1 kleine Schale Fruchtquark als Nachspeise
- Zwischenmahlzeit: Knäckebrot, wenig Butter, Tee mit Honig
- *Abendessen:* Tomaten-/Kopf-/Radicchio-/Eisbergsalat (je nach Geschmack) in leichter Essig-Öl-Marinade; Knäckebrot oder ähnliches in geringer Menge, Butter, etwas Käse, Hagebutten- oder Zitronenmelissetee.

3. Aufbautag
- Morgens (am Bett): eingeweichte Pflaumen,
- Frühstück: Ein wenig Butter, Vollkornbrot aus eigener Erzeugung oder Knäckebrot, Marmelade aus einem Ökobetrieb; Buttermilch (oder wie oben); drei Äpfel, etwa zwölf Haselnüsse über den Tag verteilt zu essen, 1 kleine Portion Müsli,
- Mittagessen: Große Rohkostplatte, 2 Pellkartoffeln, 5 g Butter, 1 Dickmilch,
- Zwischenmahlzeit: Knäckebrot, wenig Butter, Tee mit Honig
- Abendessen: Frischobst (nicht kühlschrankkalt). Natur-(Vollwert)-Hir-

seauflauf mit gedünsteter Tomate (oder Dillsauce), Kräutern. Etwas Kräuterquark. 1 Scheibe Vollkornbrot aus eigener Erzeugung, 10 g Butter, Camembert.

4. Aufbautag = 1. Vollkosttag

- *Frühstück:* Müsli, Brot, Marmelade und Quark, evtl. alternativ Käse. Buttermilch/Kefir oder Azidophilus-Milch/„Edelsaure Milch",
- *Mittagessen:* Obst (kann auch später gegessen werden). Rohkost sollte immer als Vorspeise vor der Hauptmahlzeit gegessen werden. Gedünstete Gemüse mit gedünsteter Beilage, Kartoffeln oder Kartoffelpüree (auch Folienkartoffeln) oder Naturreis; Dessert,
- *Abendessen:* Warme Vollkostmahlzeit (nichts „Schweres"!); Brot, Butter; Käseplatte; Buttermilch o. ä.; Kräutertee,
- Jetzt folgt – nach Ankunft zu Hause – der eigentlich wichtige Teil, und ab jetzt erweist sich auch, ob man gelernt hat, mit den Nahrungsmitteln sorgsam umzugehen! Weitere Tipps im Kapitel 13.

■ **Wichtig:** Fleisch und andere schwer verdauliche Nahrungsmittel nur langsam in die Ernährung einfügen, das gilt für Geflügel und Fisch gleichermaßen. Vorsicht mit Alkohol! Nie mehr Rauchen!

Mögliche Nebenerscheinungen beim Fasten

Kopfschmerzen

Treten häufig in der Beginn-Phase des Fastens („Einfastenkopfschmerz") auf, insbesondere bei Migränepatienten, aber auch bei Patienten mit Spannungskopfschmerz (degenerative Halswirbelsäulen-Veränderungen, Fehlhaltungen der Halswirbelsäule; Koffein-Abhängigkeit bzw. -Entzug). Ursachen sind die starke Verminderung des Flüssigkeitsvolumens – das sich außerhalb der Zellen befindet – durch die entwässernde Wirkung des Fastens (hier ist eine der Gründe für die empfohlene Trinkmenge). Ein Koffein-Entzugs-Syndrom mit Kopfschmerz ist nicht selten, kann schon ab vier Tassen Kaffee (nie bei Tee!) pro Tag auftreten. Hilfe kommt hier durch eine gute Darmreinigung, z. B. einen Einlauf, sowie durch Akupunktur, Homöopathie und durch Entspannungsmethoden.

Appetitgefühle (fälschlich als „Hunger" bezeichnet)

Hunger gibt es im Fasten nicht! Derlei Empfindungen hängen mit unserem Lebensstil und dem Verhältnis zum Stellenwert der Nahrungsaufnahme/ Nahrungsmitteln zusammen. Außerdem werden häufig die Empfindungen von Hunger, Appetit und Sattheit nicht mehr richtig verspürt. Oft wird auch gegessen, wo doch eigentlich Durst vorhanden war.

Sollten „Appetitgefühle" im Fasten auftreten, dann genügt eine geringe Menge Glaubersalz, und mit dem Abgang von Stuhl verschwindet dieses im Fasten störende Empfinden.

Fastenbedingte Hautreaktionen (= Dermatitis)

Hier handelt es sich um keine Allergie! Es sind mit Juckreiz verbundene Hautreaktionen, möglicherweise verursacht durch die Einwirkung vieler Stoffe auf die Haut, währenddessen die Haut als Organ mit der größten Oberfläche „entgiftet". Die Haut ist Grenzfläche zwischen „Innenwelt" und „Außenwelt" (Umwelt). Abhilfe gibt es hier durch die Homöopathie. Genauso zu beachten ist aber auch, dass die Haut liebevoll gepflegt werden sollte. Ratsam ist nur die Anwendung einer Lotion mit 10 % Harnstoff. Der Harnstoff bewirkt ein Eindringen der Lotion unter die Haut, während andere Substanzen ohne Harnstoff lediglich wie das Zuspachteln einer Wand mit Gips o.ä. wirken. Auch in diesem Zusammenhang wieder die Mahnung: Viel Trinken! Eine hohe Flüssigkeitsmenge hilft dabei zu entgiften und fördert die Durchfeuchtung der Haut mit gutem kosmetischen Ergebnis (die Haut wird straffer).

Unruhige Beine / Wadenkrämpfe

Wadenkrämpfe können schon ohne Fasten durch einen Magnesium- (Kalium-) Mangel verursacht sein. Sie können aber auch einen Hinweis liefern auf eine beginnende Durchblutungsstörung der Beine, ganz besonders dann, wenn die entsprechenden Risikofaktoren Rauchen, Diabetes, Fettstoffwechselstörungen, Bewegungsmangel etc. dazukommen. In diesem Fall sollte man sich vor dem Fasten bei einem Internisten genau untersuchen lassen (mit „dopplersonographischer" Durchblutungsmessung der Bein- und Hals-Gefäße!). Treten diese Krämpfe während des Fastens auf, dann helfen oft Homöopathie und Kneipp-Anwendungen (z.B. Beingüsse, Wassertreten etc.). Ich habe gute Erfahrungen mit der Verordnung eines kalium-magnesiumhaltigen Mischpräparates gemacht. Der Kaliumspiegel im Blut wurde ja vorher geprüft, ist aber nicht immer allein aussagekräftig genug.

Vorübergehende Minderung der Sehschärfe

Dieses Symptom ist bei „Alterssichtigen" möglich. Es ist eine Folge der umfassenden Entwässerung des gesamten Körpers, die auch beide Augen mit einbezieht. Folge: Der Brechungs-Index des Auges ändert sich nur vorübergehend. Der Fastende meint, er müsse nun neue Brillengläser haben. Erfahrungsgemäß ist dieser Effekt aber nur vorübergehend!

Niedriger Blutdruck

In England genießt der niedrige Blutdruck keine besondere Auf-merksamkeit. Er wird dort schlicht als „German Disease", als „Deutsche Krankheit" bezeichnet. Der Aufwand, der in deutschsprachigen Ländern um dieses Symptom herum betrieben wird, ist immens. Mancher fühlt sich mit den normalen („niedrigen" Blutdruckwerten) wohl, wird dann aber darauf aufmerksam gemacht, dass seine Werte z.B. 96/68 wären, und das wäre doch viel zu wenig (dieser gemessene Wert für sich ist völlig belanglos). Doch da beginnt leider oft schon die Beeinflussung durch Verunsicherung! Aus einem sich mit seinen „niedrigen" Blutdruckwerten gut fühlenden Menschen wird ab jetzt ein sich schwach fühlender, verunsicherter Mensch gemacht. Da wird lediglich in Norm-Blutdruckwerten gedacht und dabei vergessen, dass man ja z. B. einen sich damit offensichtlich wohl fühlenden Menschen vor sich hat. Wenn ein solcher Mensch nach der Messung sagt, dass es ihm damit sehr gut gehe, dann sollte man es dabei belassen.

Nur bei Menschen, die aufgrund von Blutdruckregulationsstörungen und Kreislaufproblemen auffällig werden, ist Behandlungsbedarf! Durch die Entleerung der Kochsalzdepots und die vegetative Umstellung kann es im Fastenzustand vorübergehend zu Schwankungen der Blutdruckwerte in den unteren Bereich kommen, mal mit und mal ohne Beschwerden. Bei schwerwiegenden Gefäßverengungen z. B. im Halsbereich kann es bei starkem Blutdruckabfall im Fasten zu Durchblutungsmangel im Gehirn kommen mit Folgen. Deshalb ist Fasten in diesem Falle ausgeschlossen. Abhilfe bei echten Problemen mit niedrigem Blutdruck: Durch die hohe Flüssigkeitszufuhr kann man einen evtl. Flüssigkeitsmangel im Blut ausgleichen und so wiederum den Blutdruck stabilisieren.

Regelmäßige Ausdauerbewegung ist ein weiterer, ganz wichtiger Faktor für die Stabilisierung des Blutdrucks. Auch „Roedern" kann helfen. Medikamente sind dagegen kaum notwendig.

Schlafstörungen

Durch die fastenbedingte vegetative Umschaltung und die Stoffwechselveränderungen (hormongesteuert), aber auch durch die Angeregtheit im Fasten, können Schlafstörungen auftreten. Träume, Gedanken, aber auch ein spannendes Buch, eine aufregende Fernsehsendung können dazu beitragen, Einschlaf- und/oder Durchschlafstörungen zu bekommen. Man sollte dann nicht in Verzweiflung oder Panik verfallen, sondern diese Zeit nutzen, um z. B. positive Literatur zu lesen oder vielleicht einen Brief zu schreiben, den man schon lange schreiben wollte etc. In einem Gespräch mit dem Arzt kann man das zugrundeliegende Problem auch aufarbeiten, und evtl. Behandlungsmöglichkeiten erörtern (Wassertreten vor dem Schlafengehen, entspannende Verfahren, Homöopathie, Therapie mit Pflanzenmitteln, Akupunktur, psychotherapeutische Aspekte). Auf keinen Fall sollte man, wenn möglich, chemische Schlafmittel einnehmen.

Mögliche Nebenerscheinungen beim Fasten

Sogenannte „Rückfallerscheinungen"

Bei einem fastenden Rheumatiker mit „echtem Rheuma" sollte nicht unter drei bis fünf Wochen gefastet werden. Dabei kann es im Verlauf wiederholt zu Beschwerden kommen. Otto Buchinger I nannte das „Rückstoßerscheinungen", oder „der böse Feind schüttelt aus der Ferne die Faust, bevor er verschwindet". Wir erleben, dass diese Erscheinungen bedeuten, dass in Zukunft ein Stillstand der entsprechenden Beschwerden möglich ist. In den Naturheilverfahren treten diese „Erstverschlimmerungen" oft auf und sind als Signal positiv zu werten.

„Frösteln"

Im Fasten gilt ein Grundsatz: Warm halten! Das kann bedeuten, dass man im Herbst und Winter zusätzlich zu der von der Schwester ins Bett gelegten Wärmflasche hin und wieder Söckchen anzieht. Oder dass man bei entsprechend niedrigen Außentemperaturen warm angezogen zur Gymnastik oder zum Sport kommt. Auch sollte dann viel warmer oder heißer Tee getrunken werden. Ursache ist die vorübergehende geringere Funktion der Schilddrüse.

„Magengeräusche"

Das sind sogenannte „Leerlaufperistaltiken", also Leerbewegungen des Magen-Darmtraktes, evtl. zu Beginn des Fastens auftretend (manchmal nur bei Erstfastern). Diese verschwinden sehr schnell.

Rückzug in die Stille – Ruhebedürfnis

Die meisten unserer Patienten kommen aus einem hektisch-betriebsamen Leben, in dem sie dauernd reden müssen, der treibende Teil sein müssen , mit viel Druck von außen. Dadurch entsteht oft geradezu der Wunsch nach Stille. Man kann an allem teilnehmen, und sich jeden Tag für eine gewisse Zeit zurückziehen. Es gibt verschiedene Möglichkeiten, die Stille zu erleben: Meditierend, oder z. B. mit Entspannungsverfahren.

(Tabuthema) Gewicht

Ich sage meinen Patienten, dass der Gewichtsverlust die schönste Nebensache im Fasten ist! Gewichtserörterungen sind tabu! Es ist Aufgabe des Arztes, hier Feststellungen zu machen.

Mögliche Nebenerscheinungen beim Fasten

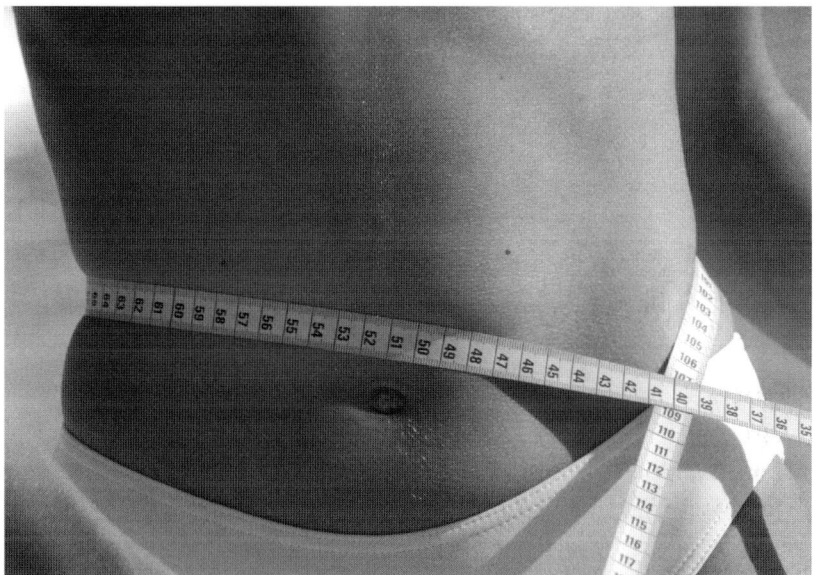

Gewogen wird nur jeden zweiten Tag. Nichts zerstört die Fasten-Athmosphäre so nachhaltig, wie Gespräche um das Gewicht. Es ist erwiesen, dass bei ständigem Denken an einen Gewichtsverlust Stressreaktionen des Körpers ausgelöst werden, die genau das verhindern. Auch hier gilt: Loslassen!

Der Gewichtsverhalten ist von Mensch zu Mensch so verschieden, dass man sich nicht mit anderen vergleichen sollte. Männer nehmen besser ab als Frauen, das hat mit dem hormonellen Wirkungen (Testosteron/Östrogen) u. a. zu tun. Bei Frauen kommen interessanterweise noch die Mondphasen hinzu: Bei Vollmond geringerer Gewichtsverlust (auch während der Periode).

Wichtig: Sport treiben, denn Sport ist der stärkste Fettgewebe verzehrende Impuls.

Ein Idealgewicht gibt es nicht. Jeder Mensch ist anders geformt.

Eine Messeinheit für den Körpergewichtszustand mit hoher Aussagekraft ist der sogenannte „Body-Mass-Index" (BMI), der nach folgender Formel errechnet wird:

$$BMI = \frac{\text{aktuelles Körpergewicht in kg}}{\text{Körperlänge in Metern}^2} \text{ (geteilt durch)}$$

Normalwert bei Frauen 19–24, bei Männern 20–25.

Messeinheit

Die 12 wichtigsten Patientenfragen

Sie haben noch nie eine Heilfastenkur gemacht? Sie würden sich gerne einmal mit jemandem unterhalten, der eine solche Kur schon erlebt hat? Ein Dialog von Patient zu Patient sozusagen? Als Co-Autorin dieses Buches habe ich zu „Recherchezwecken" vor kurzem in der Klinik Dr. Otto Buchinger mitgefastet.

Die häufigsten Fragen, die mir meine Bekannten vor und nach der Kur stellten, möchte ich hier für Sie mit Unterstützung einiger meiner „Fastenkollegen" beantworten.

1. Warum gehen die Leute zum Fasten?

Es gibt zwei Hauptgründe, die die meisten zu einer solchen Kur veranlassen:

Einmal sind es körperlich/gesundheitliche Gründe. Das heißt, jemand möchte beim Fasten durch Ausschleusen krankmachender Gifte und „Schlacken" aus seinem Körper Krankheiten verhindern bzw. heilen. Das Thema Gewicht spielt hier ebenso eine Rolle, da Übergewicht ja oft andere Krankheiten verursacht. Auch das „Abnehmen für das Selbstbewusstsein" schlägt sich natürlich ganz klar auf die „innere Gesundheit" nieder, (wobei man sich nicht an gertenschlanken Models orientieren sollte, sondern eher an seinem persönlichem typbedingtem Wohlfühlgewicht).

Daneben gibt es aber eine ganze Reihe von Patienten, die ausschließlich fasten, um wieder „zu sich zu kommen", die sich eine „Auszeit" nehmen wollen, um über ihr Leben nachzudenken und möglicherweise auch einschlägige Veränderungen in ihrem Leben (Partnerschaft, Beruf u. ä.) vorzunehmen.

2. Welche Voraussetzungen vor der Kur sind nötig, damit die Kur ein Erfolg werden kann?

Es gibt drei Dinge, die ganz wichtig sind:

1. Man muss sich ganz darauf einlassen.

Wer nur mit halbem Herzen anreist und in der „Opferrolle" (z.B. ich muss abnehmen, ich muss auf Essen verzichten, ich wäre lieber woanders usw.) bleibt, nimmt sich selber viel von dem inneren Erleben dieser Kur. Die Pfunde werden zwar so oder so purzeln. Wer sich aber mit ganzem Herzen einlässt, bei dem werden auch im Kopf Veränderungen möglich sein (bewusste Änderung der Ernährung, Freude am Lösen von Problemen, neue Sichtweise vom Alltag).

Entlasten Sie den Körper bereits ein oder zwei Tage vor der Kur mit leichter vegetarischer Kost. Freuen Sie sich auf die erlebnisreiche Reise durch das Reich des Fastens. Sie werden dabei auch ganz neue Seiten an sich entdecken. Lassen Sie sich nicht von Bekannten und Freunden diese Erfahrung vermiesen, die für dieses angebliche „Hungern" kein inneres Verständnis haben. Sie können sicher sein: Nach Ihrer Rückkehr aus der Kur werden diese Unkenrufe verschwinden – es werden eher Neid oder Bewunderung aufkommen.

> **Tipp:** Stimmen Sie sich auf das Fasten nicht mit einer üppigen Fleisch- und fettstrotzenden „Henkersmahlzeit" ein (z.B. norddeutsche „Schlachteplatte" oder Schweinshaxe) – Sie könnten es am ersten Tag mit Kopf- und Bauchschmerzen büßen.

2. Man muss Zeit haben
Mindestens drei Wochen für die Kur und dann noch hinterher etwa eine Woche Pause. Machen Sie nicht den Fehler, beim Heilfasten ständig auf den Terminkalender zu schauen. Ihr Körper und auch die Seele brauchen eine gewisse Zeit, bis die allgemeine (vegetative) Umstimmung geschehen kann. Jeder fastenkundige Arzt empfiehlt Ihnen, mindestens drei Wochen in der Klinik zu bleiben, und sich auch hinterher noch eine Zeit des Schonens einzuräumen. Wer nur 10 oder 12 Tage fastet, kommt nicht in die erwünschte Tiefe, außer er ist ziemlich schmal gebaut und hat schon etliche Kuren hinter sich. Ich habe selber nur 10 Tage gefastet und werde meine nächste Kur bestimmt nicht unter 21 Tagen planen.

3. Man muss bereit sein für Veränderungen in seinem Leben
Nicht wieder ins alte Fahrwasser zu fallen. Je länger Sie fasten, desto eher besteht die Möglichkeit, nicht rückfällig zu werden für alte Laster.

3. Wie ist das mit dem „Hunger" während des Fastens?
Ich weiß noch genau, wie ich am fünften Tag meiner Fastenkur im Ort herumgebummelt bin und als mir eine Verkäuferin plötzlich einen duftenden Pfannkuchen unter die Nase hielt, den ich mal probieren sollte. Ohne mit der

Wimper zu zucken sagte ich: „Nein danke, ich faste gerade". Es hat mir gar nichts ausgemacht. Ich war erstaunt über mich – aber auch ein bisschen stolz. Ob Sie es glauben oder nicht: Hunger hat man sicher nicht während der Kur! Wer fastet hungert nicht! Fasten ist freiwilliger Verzicht auf feste Nahrung für eine bestimmte Zeit. Außerdem ist diese moderne Fastenkur nicht mal eine richtige Nulldiät. Etwa 300 Kilokalorien werden täglich in flüssiger Form angeboten. Morgens Kräutertee mit Milchzucker (zur Pflege der Darmbakterien), am späten Vormittag eine Tasse klare, salzfreie Gemüsebrühe (um Mineralienverluste auszugleichen), nachmittags Tee mit Honig (der Genuss des Tages) und abends dann ein Glas frischgepresster Obst- oder Gemüsesaft und Brottrunk. In gewissen Fällen gibt es auch Eiweiß-Gaben in Form von Joghurt oder Buttermilch.

Nach drei Tagen, wenn der Darm völlig geleert ist, verschwindet auch das Hungergefühl. Die „Gier" oder der Appetit kann jedoch noch etwas länger anhalten – deshalb: Lassen Sie sich nicht versuchen. Sie brauchen ja nicht unbedingt in der ersten Woche in einem First-Class-Lokal sitzen und den anderen beim Schlemmen zuzuschauen. Nach etwa zehn Tagen kann man aber auch das wagen (ich habe es ausprobiert).

„Trösten" wird Sie sicherlich die seelische Nahrung – die liebevollen Gespräche mit Ärzten und Schwestern, die wunderschöne Landschaft ringsum, viel Bewegung an der frischen Luft, attraktive Sport- und Meditationsangebote, Entspannungstechniken, die Geborgenheit des hellen, gemütlichen Hauses.

Und nicht zuletzt der innere Frieden – die Nahrung, die nach einer Weile von innen kommt.

4. Wie viel nimmt man wirklich ab?

Das ist von Fall zu Fall verschieden. Anfangs kann man durch die völlige Darmentleerung (1,5 Kilo) und die verstärkte Wasserausscheidung gleich mehrere Kilos abnehmen. Dann sind die Erfolge auf der Waage eher wellenförmig. Ein Stillstand der Gewichtsabnahme kann auf Störungen im Wasserhaushalt hindeuten (oder durch vorherige Einnahme von Entwässerungsmitteln verursacht sein) oder auf einen verbesserten Trainingszustand der Muskelmasse durch die verstärkte körperliche Betätigung während der Kur (was ja erwünscht und positiv ist!). Männer, heißt es, nehmen im Durchschnitt 300 bis 500 Gramm pro Tag ab, Frauen wegen der hormonellen Unterschiede (und die Periode spielt da auch noch herein) weniger – etwa 200 bis 300 Gramm (für beide: auch nur in der ersten Woche, dann wird die „Abnehmkurve" naturgemäß mit der Zeit etwas flacher). Aber denken Sie nicht zuviel ans Abnehmen. Dr. Andreas Buchinger drückte dies in einer seiner Vorträge treffend aus: „Sie zerstören die innere Hygiene Ihres Aufenthaltes, wenn Sie ständig ans Gewicht denken, denn Sie machen sich negativen Stress dadurch." Nach der Kur, wenn Sie wieder normal essen, nimmt man natürlich erst mal ca. 1,5 Kilo Darmfüllung wieder zu. Ob Sie weiter zunehmen werden, das hängt ganz stark von Ihrer Disziplin ab – inwieweit man z.B. die gelernten Ernährungsempfehlungen befolgt. Ich habe sie leider zuwenig befolgt – das hat mir die Waage bestätigt. Eine andere Patientin aus München wiederum hielt sich ziemlich strikt (mit ganz wenigen Ausrutschern – die sind eventuell möglich) daran. Der Lohn: sie hat seit vielen Monaten noch kein Gramm ihrer 8 verlorenen Kilos wieder angesetzt.

Dennoch: Zur reinen Figurpflege ist das Heilfasten viel zu schade. Eigentlich geht es um etwas ganz anderes – genauer gesagt: um viel mehr. Wer *nur* abnehmen will, kann dies auch mit einer konsequenten 800-Kalorien-Diät oder ähnlichem erreichen (wobei man aber Hungergefühle hat!) - allerdings ohne den seelisch-geistigen Gewinn zu erleben.

5. Wie merkt man, dass man entgiftet?

Man fühlt sich müde und bleiern in den Gliedern, was für die Loslösung der Gifte in den Gewebe spricht. Auch von Kopfschmerzen, Rückschmerzen hört man häufig. Manchmal lässt auch die Konzentrations- und Merkfähigkeit vorübergehend zu wünschen übrig. Beim Autofahren bei Ausflügen sollte man etwas vorsichtig sein. Eindeutig spürbar ist: Wo sich die meisten Gifte angesammelt haben, schmerzt auch die Entgiftung besonders. Sehr wichtig ist die Entgiftung durch viel Trinken (mindestens 2 bis 3 Liter Flüssigkeit täglich) und vermehrte Bewegung (möglichst an frischer Luft) anzutreiben. Unterstützend helfen hier Sauna, Lymphdrainagen und Basenpulver, das die Entsäuerung vorantreibt.

Aber wenn diese Phase vorbei ist, werden Sie merken: Es geht was weg. Kilos, Stress, alte Dinge, die nicht mehr zu Ihnen gehören. Es ist eine Genugtuung, sichtbar zu „entschlacken". Es ist wirklich faszinierend, was sich da abspielt: Der Körper greift und verdaut während des Fastens in einer

Die 12 wichtigsten Patientenfragen

Art Autokannibalismus, was er an überschüssigem Fett und Eiweiß, „Schlacken" und Schadstoffen im Laufe der Zeit in seinem Gewebe angesammelt hat. Es findet jetzt täglich in Körper eine Art Müllverbrennung statt. Daher die Bezeichnung „Operation ohne Messer" für das Heilfasten. Und dann kommen die erfreuten Patientenkommentare wie „Mir gefällt das neue Körpergefühl, das ich hier nach einigen Tagen habe" oder: „Ab der 2. Woche braucht man weniger Schlaf und ist sportlich viel leistungsfähiger".

6. Sind Kurkrisen ein „Muss?"

Natürlich nicht. Patienten, die schon mehrere Kuren hinter sich haben, haben oft keine oder wenige Beschwerden während der Fastenkur. „Wenn ich gestresst hier ankomme, habe ich fast immer zu hohen Blutdruck. Der reduziert sich aber schon nach wenigen Tagen", sagt eine Patientin. Verstärktes Schlaf- und Ruhebedürfnis oder Kältegefühle in Händen und Füßen sind in den ersten Tagen allerdings sehr weit verbreitet. Richtige Krisen mit Rückenschmerzen usw. treten bei Leuten auf, die sehr „verschlackt" sind und die noch nie oder sehr selten gefastet haben.

7. Stimmt es, dass man Probleme wegfasten kann?

Ja. Viele Patienten bestätigen das. Man wird allgemein viel ruhiger – sieht die Dinge gelassener. Kann sich aber auch von ganz konkreten Problemen verabschieden. Am 2. Tag meiner Kur habe ich so etwas erlebt: Da war die seelische Entgiftung im vollen Gange. Ich wachte mit einer Wut im Bauch auf. Nachts hatte ich mich an zwei sehr ärgerliche Vorfälle der letzten Zeit erinnert und die Gefühle, die ich verdrängt hatte, kamen so richtig hoch. Ich hätte am liebsten einige Personen angerufen und so richtig Ärger gemacht. Ich war ziemlich „sauer". Die nette Schwester Gabi, die ins Zimmer kam, kannte wohl solche Zustände schon und tröstete mich. Doch meine schlechte Laune blieb noch eine Weile. Gegen Abend fühlte ich mich plötzlich ganz entspannt – meine morgendliche Wut hatte sich wie durch ein Wunder in Luft aufgelöst. Meine Probleme waren keine Probleme mehr. Ich hatte sogar die Lösungen selber entdeckt – das macht Laune.

„Ich habe beim Fasten immer starke Träume. Ich merke richtig, wie ich dadurch meine Probleme aufarbeite. Es passiert hier viel auf der psychischen Ebene" schildert eine Patientin. Eine andere meint: „Plötzlich mag ich mich wieder", und wieder eine andere sagt: „Ich bin in meinem Alltag manchmal sehr aufbrausend. Das ist mein sprühendes Temperament. Nach einigen Wochen hier kann ich dann alles wieder ruhiger angehen, was auch meiner Umwelt gut tut."

8. Woher kommt die Fasten-Euphorie?

Nach einigen Tagen des Fastens kommen richtig anfallartig „Glücksmomente" in das Bewusstsein. Es sind sprühende kreative Phasen, in denen man ganz neue Pläne schmiedet, in schwierigen Situationen Lösungen findet, seine Firma umorganisiert, plötzlich zu schreiben beginnt ... oder einfach nur die ganze Welt umarmen möchte. Allein wegen dieser Momente kommen viele Patienten immer wieder regelmäßig zum Fasten. Sie „fühlen mich wie neugeboren", könnten „Bäume ausreißen" oder freuen sich: „Endlich bin ich mal dran!"

9. Welche Tipps helfen mir, damit ich einen optimalen Kurerfolg habe?

Versuchen Sie, wirklich ab- bzw. umzuschalten. Legen Sie Ihre Alltagssorgen auf Eis. Reduzieren Sie die Kontakte zu Bekannten und auch zur Familie. Bleiben Sie, soweit es geht, bei sich. Auch im Patientenkreis ist es sinnvoll, nicht über Krisenthemen wie Steuererklärungen, Ärger mit dem Chef o.ä. zu sprechen. Reden Sie über schöne Dinge, freuen Sie sich über die Ruhe. Suchen Sie nach Harmonie! Schaffen Sie für Ihren Aufenthalt einen harmonischen Ausgleich zwischen Aktivität und Entspannung. Suchen Sie sich aus dem reichhaltigen Angebot an Therapien und Sportmöglichkeiten gemeinsam mit Ihrem Arzt das heraus, was Ihnen am meisten Spaß macht und am besten zu Ihrer Konstitution passt. Wer viel mit Verdauungsproblemen zu tun hat, sollte die Colon-Hydro-Therapie (kann ich wärmstens empfehlen zur Verbesserung und Beschleunigung des Kurerfolges) machen. Wer psychisch angeschlagen ist, dem hilft die Craniosacral-Therapie, eine neuartige Körpertherapie, die die Energiekreisläufe von Körper und Seele wieder in Harmonie bringt.

„Ein Mensch ist für mich gesund, wenn er in sich, mit sich, mit der Umwelt und mit dem Schöpfer in Harmonie ist", sagte jüngst der Wiener Arzt und Homöopath Professor Dr. Mathias Dorcsi bei einem Symposium im bayerischen Agatharied. Ein Weg, diese Harmonie wiederzuentdecken, ist sicher eine Heilfastenkur mit ihren begleitenden Angeboten.

Man kann sich zurückziehen und ein schönes Buch lesen. Man kann täglich, mit der geführten Gruppe oder allein durch die tolle Pyrmonter Waldeinsamkeit (550 Kilometer beschilderte Wanderwege) wandern. Auch das Qi Gong, das der chinesische Therapeut im Hause anbietet, unterstützt den körperlichen und seelischen Heilerfolg.

10. Wie ist das nach der Kur, wenn man wieder zu Hause ist?

Viele Patienten gehen mit gemischten Gefühlen nach Hause. Einerseits ist da die Freude auf die Lieben daheim. Man fühlt sich jetzt gestärkt für die Aufgaben, die man für eine Zeit auf Eis gelegt hat. Man hat alle möglichen guten Vorsätze – und gleichzeitig das leichte Misstrauen sich selbst gegenüber, ob man das alles auch so durchziehen kann. Man will seine Ernährung total umstellen, jeden Tag zwei Stunden Sport treiben, alle Probleme sofort ausdiskutieren usw. Mein Tipp: Seien Sie nicht so streng mit sich. Versuchen Sie nicht, ihre ganze Welt umzudrehen. Freuen Sie sich auch an kleinen Veränderungen – und dann auf die nächsten Veränderungen nach der nächsten Kur. Die können Sie dann auch durchhalten und zu einem tatsächlichen Bestandteil Ihres Leben machen.

11. Kann man nicht einfach zu Hause fasten?

Natürlich können Sie als gesunde Person auch in Ihren eigenen vier Wänden fasten – vorausgesetzt natürlich: ein ausgebildeter fastenerfahrener Arzt überwacht Ihre Kur ambulant. Doch es fällt vieles weg, was die Kur angenehmer und effektvoller (vor allem für die Psyche) machen könnte.

Bei einer stationären Kur machen Sie mal Pause von Ihren krankmachenden Problemen. Zuhause haben Sie beim Fasten noch mehr Probleme: Sie müssen Essens-Einladungen absagen, oder anderen beim Essen zuschauen – und Sie haben keine Möglichkeit richtig abzuschalten. In der Klinik in angenehmer, ruhiger Atmosphäre unter Gleichgesinnten fällt das Fasten viel leichter. „Dieses Eiserne könnte ich Zuhause nicht!" sagt ein Patient. Ein anderer: „Hier genieße ich die Ruhe, die wunderschöne Natur. Hier denkt man gar nicht ans Essen, weil alle nichts bekommen". Und eine Patientin meint: „Ich genieße es aus meinem Trott einmal rauszukommen. Ich kann aktiv sein oder mich den ganzen Tag auf mein Zimmer zurückziehen. Alles ist okay. Nicht zu verachten ist auch der „Verwöhneffekt". In der Klinik kümmert man sich rund um die Uhr um Sie. Morgens ein liebevoll servierter Tee ans Bett, der Leberwickel über die Mittagszeit, die herrliche Gemüsebrühe mittags ... , jeder hat ein offenes Ohr für Sie. Kein Aufräumen, keine Haushalts- oder Gesellschaftsverpflichtungen usw. Jetzt sind Sie mal der Mittelpunkt! Dieses sich Fallenlassen können ist ganz wichtig auch für die Entgiftungsvorgänge, die während des Fastens ablaufen.

12. Warum ist eine Fastenkur so teuer, obwohl man doch nichts zu Essen kriegt?

Wer einmal so eine Kur gemacht hat, der stellt diese Frage nicht mehr! Denn es ist offensichtlich, dass das stationäre Durchführen des Fastens enorme Kosten verursacht. Auch die „seelische Nahrung" hat natürlich ihren Preis: Die gepflegte Geborgenheit des Hauses, das ausgiebige, tägliche Unterhaltungs-, Informations- und Sportprogramm, der ständige Zimmer- und Arztservice erfordert einen sehr hohen Personalstand, abgesehen von den Anschaffungen und der Unterhaltung der technischen Einrichtungen des Gebäudes. Die Ernährung (vieles kommt aus dem hauseigenen Gemüsegarten oder vom Biobauern) in der Aufbauphase, die für jeden individuell gekocht wird, erfordert auch hier ein großes Personalaufkommen, und wird bewusst eingekauft (statt sich von einer „fremden" Fertigküche – Catering – beliefern zu lassen). Schließlich sind es die vielen netten Kleinigkeiten, die das Herz wärmen wie z. B. das Fastenzeugnis mit Blumen. Und die Anleitungen für eine bewußtere Lebensführung: „Ich habe bei Buchinger nicht nur abgenommen und entschlackt, sondern ich habe auch viel für mein Leben gelernt: Eine neue bessere Ernährung, eine neue positive Lebensweise und eine ganz andere geistige Ausrichtung. Es gehört aber etwas Mut dazu," so eine Patientin.

Begleittherapien des Heilfastens

Zuhören / Sprechen / Ratschläge
Die wichtigste Begleittherapie beim Fasten ist das oder die Gespräch(e), bei dem der/die Ärztin/Arzt zuhört, bevor sie/er Ratschläge erteilt. Diese Gespräche beginnen schon mit der Anamneseerhebung, während dieser der Patient sehr vieles preisgibt, was im Zusammenhang mit seinem Zustand steht. Gespräche beinhalten immer auch Ratschläge, die umsetzbar sind, z. B. Verhaltensänderungen betreffend. Außer den Gesprächen werden bewusstseinsbildende Maßnahmen (Vorträge, Meditationen) angeboten.

Heilfasten bringt eine größere Offenheit – sehr oft auch eine Öffnung des Patienten selbst, der dann evtl. auch lang Verborgenes preisgibt. Hier ist der behandelnde Arzt ganz gefordert. Die Weiterbildung in Gesundheitsfragen ist erwünscht, und zwar im ganzheitlichen Sinne: Körper – Seele – Geist!

Gefühl des Geborgenseins
Ein weiterer wichtiger Bestandteil ist das Geborgensein: Durch den 24 Stunden-Arztdienst und dadurch, dass z. B. evtl. Beschwerden des Patienten, vom Arzt, von der Stationsschwester bis hin zu den einzelnen Therapie-Bereichen ernst genommen werden, wird das „sich wohl und geborgen fühlen" enorm gefördert. Es ist selbstverständlich, dass mancher Patient aus der therapeutischen Situation heraus gute tröstliche Worte, „Streicheleinheiten" benötigt. Wer wird denn heutzutage noch liebevoll umsorgt? Wer kann sich fallen lassen und wird liebevoll aufgefangen?

Ernährungsmedizin / „ganzheitliche Diätetik"
Mit diesem Begriff meinen wir eine Vollwert-Ernährung basierend auf der „Giessener-Formel" (UGB):
- Bevorzugung pflanzlicher Lebensmittel,
- Bevorzugung gering verarbeiteter Lebensmittel (Lebensmittel so natürlich wie möglich),
- reichlicher Verzehr unerhitzter Frischkost,
- Zubereitung genussvoller Speisen aus frischen Lebensmitteln
- Möglichst ausschließliche Verwendung von Erzeugnissen aus anerkannt ökologischer Landwirtschaft,

- Bevorzugung landwirtschaftlicher Erzeugnisse, die unter sozialverträglichen Bedingungen erzeugt, verarbeitet und vermarktet werden,
- Vermeidung von Nahrungsmitteln aus bestimmten Technologien (Gentechnik/Food-Design/Lebensmittelbestrahlung),
- Vermeidung von Nahrungsmitteln mit Zusatzstoffen etc.

Hier ist das Hinführen zur Vollwert-Ernährung wichtig. Dafür werden die Möglichkeiten einer erfahrenen Vollwertküche benutzt: Eine geschulte „Küchenmannschaft", Diätköche, Dipl.-Öcotrophologen oder Diätassistenten, geben theoretischen und praktischen Unterricht in gesunder Ernährung. Empfohlen wird eine überwiegend pflanzliche Kost, die nicht zu stark verarbeitet und teilweise in roher Form verzehrt werden sollte. Die Kost wird geerntet im eigenen Garten der Klinik. Darüber hinaus werden Nahrungsmittel aus einem nahebei gelegenen ökologisch-kontrolliert arbeitenden landwirtschaftlichen Betrieb frisch verarbeitet. Gleichzeitig finden durch eine Dipl.-Psychologin angeleitete „Essseminare" statt. Es ist von großer Wichtigkeit zu wissen, dass ein Fastender besonders aufnahmebereit ist für die richtigen Informationen. Diese Chance muss genutzt werden.

Darm-Einläufe

Da der Darm manchmal auch nach der „Glaubersalzprozedur" noch Stuhlreste enthält, wird jeden 2. Tag ein Einlauf durchgeführt. Die im Darm befindlichen Stuhlreste können gären und faulen, dadurch entstehen giftige Substanzen (z.B. Ammoniak, Fuselalkohole), die ihrerseits u.a. den Hirn- und Leberstoffwechsel belasten, Kopfschmerzen auslösen und allergische Reaktionen begünstigen können. Der Einlauf wird mittels eines Irrigators, eines flexiblen Einmal-Darmrohrs und einem Liter handwarmen Wassers von der Stationsschwester durchgeführt.

■ Tipp: Nach dem Einlauf sollte man nicht sofort ins Bad gehen um sich zu erleichtern, sondern wie bei einer „Rollkur" sich im Bett von der Rückenlage in die Seitenlage, dann in die Bauchlage, dann wieder in die Seitenlage, etc. drehen, um eine maximale Wirkung zu bekommen (danach erst entleeren!).

Kommt ein Einlauf nicht zurück, so ist das kein Grund zur Verzweiflung: Das kann ein Hinweis auf eine zu geringe Tages-Trinkmenge sein. Der Dickdarm hat dann stattdessen „getrunken" (die Aufgabe des Dickdarms ist unter anderem die Regulation des Flüssigkeitshaushaltes).

Sollte eine Colon-Hydrotherapie durchgeführt werden, erübrigt sich der Einlauf!

Leberwickel (Prießnitz-Wickel):

Der Leberwickel wird von der Stationsschwester jeden 2. Tag im Wechsel mit dem Einlauf während der Mittagszeit zw. 12 und 13 Uhr angelegt. Es handelt sich um einen kalt-nassen oder warm-nassen Leberumschlag. Vorher sollten Blase und Darm entleert werden. Die Stationsschwester legt ein mit kaltem oder warmem Wasser getränktes Leintuch auf die Lebergegend (rechter Oberbauch). Dieses nasse Tuch wird mit einem Frottiertuch abgedeckt und anschliessend wird ein „Molton-Tuch" über die Packung um den Leib des Patienten gewickelt. Der Wickel bleibt ca. 45–60 Minuten liegen.

Normalerweise wird der Wickel nach ca. 10 Minuten als wohlig warm empfunden. Der Leberwickel dient der „Leberentgiftung".

Die Roeder-Methode

Dr. Heinrich Roeder (Internist/Neurologe, Wuppertal-Elberfeld, 1866–1918) entwickelte 1912 seine These von der zentralen Stellung der Mandeln im Lymphgefäßsystem und im ganzen Organismus. Damals war eine Frau als Patientin zu ihm gekommen, die über die bekannten übelriechenden Pfröpfe auf den Mandeln klagte, und ihn bat, diese zu entfernen. Roeder hatte gerade die sogenannte Biersche Saugglocke zur Hand und entfernte die Pfröpfe. Die Frau kam bald danach wieder und wollte eine neuerliche Behandlung. Dies obwohl die Mandeln ja ganz sauber waren, weil ihr die Behandlung einfach gut getan habe. Sie berichtete, daß ihre täglich quälenden Magenkrämpfe danach für ein paar Tage verschwunden gewesen seien. Jetzt hätten sie allerdings wieder begonnen. Nach der erneuten Behandlung waren die Magenbeschwerden für immer verschwunden.

Die Roeder-Methode wird mittels drei Instrumenten durchgeführt:
- mit einem einer Tabakpfeife ähnlichen Gerät aus Glas, an dessen offenem Ende ein dickwandiger Gummiball sitzt;
- mit einem am freien Ende um 90° gebogenen Haken (aus V2A-Edelstahl-Rostfrei); dieses freie Ende besitzt ein Gewinde und am anderen Ende ist der Draht griffig rund geformt;
- mit einem geraden Stab (aus V2A Edelstahl-Rostfrei), ebenfalls mit einem Gewinde an dem freien Ende; das andere Ende ist ebenso griffig geformt.

Die Vorgangsweise

Der erste Teil der Roeder-Methode besteht im massierenden, kräftigen Aussaugen der Gaumenmandeln. Dazu wird das offene Ende (der Saugkopf) mit Baumwollwatte gestopft. Vor der Behandlung wird die Watte in eine spezielle mentholhaltige Tinktur getaucht. Sehr oft findet man nach der Behandlung in dem mit Watte gefüllten Kopf die erwähnten „Pfröpfe". Beim zweiten Teil des Roeder-Verfahrens wird der Haken (nachdem die Spitze mit Watte umwickelt und in die Lösung getaucht wurde) in die Mundhöhle geführt und hinter dem Zäpfchen aufgerichtet. Danach wird mit massierenden Bewegungen der mit Watte umwickelten Spitze das Rachendach massiert. Der dritte Teil der Roeder-Methode beinhaltet die Wisch-Massage der beiden Nasengänge mittels des geraden Instruments, dessen freies Ende wiederum mit Watte umwickelt ist (und dann in die Lösung getaucht wurde vor der Behandlung). Wenn man sich an der Anatomie der Nase orientiert, kann man jeweils über die beiden mittleren Nasengänge bis an das Rachendach kommen und dort massieren. Diese Behandlung kann man auch als „Nasen-Reflexzonenmassage" bezeichnen.

Ziele der Roeder-Methode

1. Beseitigung einer lymphatischen Ausscheidungsbehinderung mit gleichzeitiger Anregung der Infektabwehr genau in dem behandelten Bereich (Eintrittspforte für Erreger), den oberen Atemwegen.
2. Anregung des Kreislaufs durch Stimulierung des parasympathischen Nervensystems mit allgemein belebender Wirkung (besonders von Fastenden so empfunden), welche intensiviert wird durch die Inhaltsstoffe der „Roeder-Lösung" (Eukalyptusöl etc.). Über Reflexbögen werden auch Funktionsstörungen im Bauch- und Beckenraum beeinflusst.

> **Wichtig:** Wer nun nach Ärzten sucht, die das „Roedern" durchführen, wird enttäuscht sein, denn nur noch eine sehr geringe Zahl an Ärzten beherrscht die Technik; außerdem müssen die Instrumente speziell angefertigt werden.

3. Förderung der lymphatischen Funktion und der Durchblutung der Mandeln. Die Roeder-Methode wird in unserer Klinik dreimal wöchentlich angeboten/durchgeführt. Weitere Informationen zur Therapie können Sie dem Büchlein „Die Roeder-Methode" von Dr. Otto Buchinger (erschienen im Haug-Verlag) entnehmen.

Homöopathie

Der Arzt, Apotheker und Chemiker Dr. Samuel Hahnemann (1755–1843) ist der Begründer der Homöopathie (auch die Bezeichnung stammt von ihm). Als Gegensatz dazu bezeichnete er die chemische Therapie als „Allopathie". Die Homöopathie sollte aber nicht als Gegensatz zur „anderen", der schulmedizinischen Therapie gesehen werden, sondern als ergänzendes Verfahren. 1796 veröffentlichte Hahnemann erstmals seine grundlegenden, damals revolutionären Gedanken der Homöopathie. In der Homöopathie geht es darum, dass eine Krankheit mit einem solchen Arzneimittel behandelt wird, das am gesunden Menschen ähnliche Erscheinungen, ein „ähnliches Leiden" , hervorruft wie diese. Dieser Ähnlichkeitsgrundsatz ist zum Fundament der Homöopathie geworden. Wörtlich nach Hahnemann: „Similia similibus curentur", also „Ähnliches werde durch ähnliches geheilt". Das heißt, dass das durch genaues Befragen des Patienten gefundene Arzneimittel in besonderer, potenzierter Form verabreicht die Krankheit zu heilen vermag.

Ziel der homöopathischen Behandlung ist die Stimulierung der selbstregulatorischen Aktivität des Organismus, und damit die Wiederherstellung des inneren und äußeren Gleichgewichtes des Menschen. Durch die Auseinandersetzung mit dem gesetzten Reiz wird der Organismus in die Lage versetzt, die eigentlich zu behandelnde Krankheit aus eigener Kraft zu bekämpfen. Das Arzneimittel aktiviert sozusagen den „inneren Arzt". Für eine homöopathische Behandlung eignen sich alle Krankheiten, die der Selbstregulation durch den Organismus noch zugänglich sind. Meistens sind das Funktionsstörungen, bei denen noch keine bleibenden organischen Veränderungen eingetreten sind, aber auch akute Infekte.

Im Heilfasten ist die selbstregulatorische Aktivität des Organismus stimuliert. Hier greift die Homöopathie idealerweise fördernd ein. Beispiele gibt es in der schlaffördernden Wirkung individuell eingesetzter Homöopathie im Fasten, bei Krämpfen der Wadenmuskulatur, bei „unruhigen Beinen" (restless legs) etc.

Phytotherapie (Pflanzenheilkunde)

In der Pflanzenheilkunde unterscheidet man zwischen den „forte"-Mitteln (den starken, rezeptpflichtigen Mitteln), die nur mit Vorsicht verwendet werden, und den „mite-" Mitteln (den milden), die den Hauptanteil aller Pflan-

Phytotherapie (Pflanzenheilkunde)

zenheilmittel darstellen. Wir behandeln fast nur mit den milden Pflanzenmitteln. Typisches Beispiel hierfür ist die Linderung einer einfachen (nicht z. B. durch den Helicobacter verursachten) Magenschleimhautentzündung mit einem Tee aus Kamillenblüten.

Es gibt verschiedene Zubereitungsformen der Pflanzenheilmittel:
- Dekokt: Abkochung mit Wasser bei harten Bestandteilen (z. B. Wurzeln)
- Extrakt: Konzentrierter Pflanzenauszug mit wässrigen, alkoholischen oder ätherischen Lösungsmitteln.
- Aufguss mit kochendem Wasser bei zarten Bestandteilen (z. B. Blüten)
- Pulver: Pulverisierte Pflanzen oder Pflanzenbestandteile
- Teegemisch: Mischung zerkleinerter oder ganzer Pflanzenteile, Zubereitung meist als Aufguss mit kochendem Wasser, oder auch als Abkochung mit Wasser, oder als Kaltwasserauszug – je nach Beschaffenheit der Pflanze oder der Droge daraus
- Tinktur: Dünnflüssiger Drogenauszug
- Salbe: Streichfertige Zubereitung zur äußeren Anwendung.
- Sirup: Dickflüssige Zuckerlösung mit Wasser, Wein oder Alkohol und Drogenauszügen
- Kaltwasserauszug meistens bei schleimhaltigen Drogen sowie Baldrian.

Pflanzenheilmittel können im Unterschied z. B. zur Homöopathie wie schulmedizinische Arzneimittel verabreicht werden. Der Wirkungseintritt braucht mitunter bei den milden Pflanzenarzneien etwas Zeit. Vom Patienten wird deshalb etwas Geduld erwartet.

Anwendungsgebiete
Erkältungskrankheiten; Stärkung des Immunsystems; Gabe bei Magen-Darmerkrankungen, Leber-Galle; Stärkung des Herz-Kreislaufsystems; Beschwerden in den Harnwegen; Schlafstörungen; bei leichten Depressionen.

Im Fasten häufige Anwendung von z. B. Schlaftees bei Schlafstörungen; von Extrakten bei Schlafstörungen, leichten Depressionen, Magen-/Darm-Problemen etc.

Medikamente (auszugsweise)
Mitgebrachte Medikamente
Sind Medikamente lebensnotwendig (z. B. Herzkranzgefäßerkrankung), dürfen sie auf **keinen Fall** im Fasten abgesetzt werden (falls Fasten überhaupt möglich ist)!

Beta-Blocker: Nie plötzlich absetzen (Gefahr des sog. Rebound-Phänomens), allenfalls unter Blutdruckkontrollen und Erfassung des Befindens langsam „herunterdosieren".

ACE-Hemmer u. andere blutdruckregulierende Präparate: Hier ist gewissenhaftes Handeln gefordert. Meiner Erfahrung nach können z. B. ACE-Hemmer im Fasten recht bald abgesetzt werden. Ansonsten muss eine Rücksprache und Überwachung erfolgen!

„Herzmittel": Das können Beta-Blocker, Antiarrhythmika (gegen Herzrhythmusstörungen), Nitro-Präparate etc. sein – sie sollten nicht abgesetzt werden! Wenn Fasten in diesen Fällen möglich ist, dann nur unter strengster ärztlich-klinischer Aufsicht!

Asthmamittel: Das sind Sprays, Pulver, Tabletten mit unterschiedlichen Wirkstoffen – nicht absetzen! Wenn Fasten möglich ist, dann nur unter ärztlich-klinischer Aufsicht!

Entwässerungsmittel (Diuretika): Können in den meisten Fällen abgesetzt werden, da mit dem Fasten ohnehin eine Entwässerung einhergeht. Kombinationspräparate mit Diuretika-Anteil müssen gefühlvoll heruntergesetzt werden. Leider zeigt die Erfahrung, dass nicht selten Damen (und zunehmend auch Herren) aus kosmetischen Gründen Entwässerungsmittel nehmen, die aber nicht vom Hausarzt verordnet wurden. Diese Tatsache wird leider verschwiegen, häufig fallen dann nur ein niedriges Kalium und eine erhöhte Harnsäure im Blut auf. In welche Gefahren (z. B. tödliche Herzrhythmusstörungen etc.) sich ein Gesunder dadurch bringt, wird dabei nicht bedacht.

Orale Antidiabetika („Zuckertabletten"): Die folgende Vorgangsweise kann nur unter engmaschiger ärztlicher Aufsicht – am besten in einer Spezialklinik – durchgeführt werden! Blutzuckersenkende Medikamente (Tabletten) sind in den meisten Fällen schon zu Beginn des Fastens abzusetzen, da sonst Unterzuckerungen drohen (bei Glibenclamid u. a., bis zu 14 Tage nach Absetzen möglich). Blutzuckertagesprofile sind bei Diabetikern unerlässlich!

Insulin bei Typ 2-Diabetikern (das sind Übergewichtige, die eigentlich mit Tabletten auskommen könnten, aber häufig infolge unkontrollierten Essverhaltens und massiver Gewichtszunahme Insuin bekamen) unter laufenden Blutzuckertagesprofil-Kontrollen absetzen.

Bei Heilfasten von Diabetikern muß der Serum-Kaliumwert und das EKG *immer* zu Beginn und vielleicht zwischendurch kontrolliert und Kalium ggf. korrigiert werden.

Kortisonpräparate: Hoch dosiertes Kortison führt zu einer „Regulationsstarre", d. h. der Organismus kann nicht mehr auf die ihm angebotenen Reize reagieren. Die Anwendung von Methoden der Naturheilverfahren setzt immer einen „regulationsfähigen" Organismus voraus. Damit werte ich auf keinen Fall die Notwendigkeit von Kortisongaben bei bestimmten Erkrankungen herab. Hier steht nur die Frage der Anwendung von Naturheilverfahren unter Kortison zur Debatte.

Harnsäuresenkende Präparate: Bei ohnehin dazu disponierten Personen ist die Anwendung von harnsäuresenkenden Mitteln unerlässlich – auch im Fasten – da die Harnsäure noch weiter ansteigt. Nebenwirkungen (allergische Hautreaktion) habe ich in bisher fast 12 Jahren erst einmal gesehen. Wurde ein solches Präparat mitgebracht, so darf man dies keinesfalls absetzen, eher aber muss man die Dosierung erhöhen .

Blutverdünnungsmittel: Die niedrig dosierte Form der Acetylsalizylsäure ist unproblematisch, und häufig aus wichtigem Grund verordnet. Anders sieht das mit Cumarin-Abkömmlingen aus: Hier kann nur unter stationärer, engmaschiger Kontrolle der entsprechenden Blut-Gerinnungswerte gefastet werden. Abgesehen davon, dass manchmal die Grunderkrankung (wegen der die Gabe eines blutgerinnungshemmenden Mittels notwendig wurde) ein Fasten unmöglich macht.

„Rheumamittel"/Schmerzmittel: Hier muss von Fall zu Fall entschieden werden. Sie können meistens ohne Probleme abgesetzt werden. „Kopfschmerzmittel", die eine Vielzahl von Einzelstoffen enthalten, sollten überhaupt nicht mehr verordnet werden.

Hormonersetzende Therapien (Hormone im Klimakterium): Normalerweise gibt es hierdurch keine Probleme im Fasten. Ein vorübergehendes Aussetzen kann diskutiert werden unter Berücksichtigung aller Hintergründe.

Im Heilfasten gebräuchliche Medikamente (Auswahl):

Hier finden hauptsächlich pflanzliche Präparate oder homöopathische Arzneien Anwendung.

Hilfreich ist die Anwendung eines Medikaments, dass sowohl **Kalium** als auch **Magnesium** enthält. Insbesondere Diabetiker sind da-mit als Vorbeugung vor Herzrhythmusstörungen gut bedient. Fastende mit Entwässerungsmitteln haben öfters Kaliummangelzustände, sodass auch hier Kalium/Magnesium wichtig ist.

Gelegentlich ergibt sich aus der Vorgeschichte und den Beschwerden, dass die „Darmflora" nicht in Ordnung ist. Dann verordne ich die **Darmflora aufbauende** Medikamente.

Bei Beschwerden des Bewegungsapparates können z. B. Ananas-Enzyme (Bromelain) hilfreich sein, evtl. zusammen mit Teufelskrallenextrakt.

Akupunktur (TCM)

Die ersten Spuren der chinesischen Akupunktur verlieren sich in der Steinzeit. Im Jahre 500 bis 600 vor der Zeitrechnung wurde das erste medizinische Buch („Innerer Klassiker des gelben Fürsten") veröffentlicht. Es ist eine Zusammenfassung der medizinischen Erfahrungen und des theoretischen Wissens der damaligen Zeit. Es beschreibt die grundlegenden Theorien der Chinesischen Medizin ebenso wie das grundlegende Wissen über die Akupunkturpunkte und Methoden.

Die Akupunkturpunkte werden bestimmten Organen oder auch Körperfunktionen zugeordnet. Energetisch oder organisch zusammengehörige Punkte sind durch sogenannte „Meridiane" miteinander verbunden. Die „Meridiane" sind gedachte Längslinien an der Körperoberfläche, denen eine bestimmte energetische Eigenschaft zugesprochen wird. Sie werden als Energielinien verstanden, über die die lebenserhaltende Energie (chinesisch Qi gesprochen „Chi") in stetem Fluss durch den Körper strömt. Krankheit beruht demnach auf einem gestörten Energiefluss, der durch das Einstechen der Nadeln an den Akupunkturpunkten wiederhergestellt wird.

Ein Überflusszustand an Energie wird als „Yang-Zustand" bezeichnet, einen Mangelzustand bezeichnet man als „Yin-Zustand". Gesundheit ist ein dynamischer Balancezustand zwischen Yin und Yang. Die Akupunktur kann je nach Art des Einstechens und Bewegens der Nadel den gesunden energetischen Zustand wiederherstellen.

Für unser westliches Verständnis ist das Konzept der Traditionellen Chinesischen Medizin (TCM) oft etwas schwer verständlich. Dennoch gehört diese Therapieform längst zum Repertoire vieler Ärzte in den ergänzenden Naturheilverfahren. Und so wurde sie in unserer Zeit auch mit westlichen Diagnosen und Krankheitsvorstellungen verbunden. Bereits 1988 hatte die Klinik Dr. Otto Buchinger eine Zusammenarbeit mit der Akademie für TCM in Beijing vereinbart. Der erste Therapeut blieb bei uns, nachdem das Massaker auf dem Tiennamen-Platz ihm die Rückkehr nach Beijing unmöglich machte. Seitdem verfügen wir über gute Erfahrungen in der TCM, besonders bei Beschwerden des Bewegungsapparates, aber auch bei Schlafstörungen und Raucherentwöhnung.

Qi Gong (gesprochen *Tschi Gung*), die chinesische meditative Gymnastik, wird ebenso seit 1989 regelmäßig durchgeführt, und zeigt gute Erfolge im vegetativen Bereich (entspannt die Nerven) der Patienten. Hinter Qi Gong steht die Idee, das „kosmische Qi" durch die Atmung in den Körper zu lenken und „durchgängig" zu machen. Geübt wird in einer Gruppe mit einem Lehrer, der den Ablauf bestimmter Bewegungen vormacht.

Physikalische Therapien

Hier wären in erster Linie die Kneippschen Verfahren (nach Pfarrer Sebastian Kneipp, 1821–1897, Bad Wörishofen) zu nennen. Es sind die klassischen Naturheilverfahren im engeren Sinne. Hierbei handelt es sich vor allem um die Anwendung von Wasser- und/oder Temperaturreizen zur Heilung von Krankheiten, zur Linderung von Beschwerden oder einfach nur zur Vorbeugung von Erkrankungen, aber auch um ein komplexes System, den sogenannten 5 Säulen der Kneippschen Therapie:

Ordnungstherapie: Umfasst psychosomatische, rhythmische, soziale, kulturelle, politische, ökonomische und ökologische Aspekte. Sie stellt somit ein umfassendes ganzheitliches Behandlungsprinzip der Naturheilverfahren dar.

Ernährungstherapie: Lehre von der Ernährung des gesunden und des kranken Menschen einschließlich der krankheitsvorbeugenden Ernährung.

Bewegungstherapie (Krankengymnastik): Behandlung von Erkrankungen oder Störungen von Organsystemen, Stütz- und Bewegungsapparat und psychosomatischen Erkrankungen durch allgemeine und gezielte körperliche Aktivität.

Pflanzenheilkunde: Definition (siehe oben)

Hydrotherapie: Methodische Anwendung von Wasser verschiedener Temperatur und Erscheinungsform: Fest (Kältetherapie), flüssig (Wasser oder wasserhaltige, kalte oder warme Stoffe), oder als Wasserdampf. Zur Hydrotherapie gehören Waschungen, Wickel und Auflagen, Packungen, Gussbehandlungen, medizinische Bäder mit Zusätzen und Teilbäder.

Hiermit ist schon ein Teil des Spektrums der Klinik Dr. Otto Buchinger erfasst, auch wenn dies nicht ausdrücklich unter der Rubrik Kneipp geführt wird. Wir therapieren nach ordnungstherapeutischen Gesichtspunkten ganzheitlich. Ebenso finden die Ernährungstherapie, die Bewegungstherapie, die Pflanzenheilkunde und die Hydrotherapie seit 1920 Verwendung, immer zum Wohl der Patienten. Diese Verfahren sind unverzichtbar.

Zu bedenken bei allen physikalischen Therapien ist immer die Reiz-Reaktionsbeziehung, d.h. dass schwache Reize die Reaktion des Organismus fördern, und dass starke Reize die erwünschte Reaktion hemmen – aber dass vor allem extrem starke Reize die Reaktion lähmen!

Massagen

Es gibt verschiedenste Massagetechniken, die bekannteste Technik ist die der klassischen Massage (Streichungen, Knetungen, Friktionen etc.). Die Wirkungen sind:

- Örtliche Durchblutungssteigerung
- Förderung des Lymphabflusses
- Lockerung bei Muskelverspannungen
- Lösung von Narben und „Gewebsverklebungen"
- Verbesserung der Spannung und der Ernährung von Haut und Bindegewebe
- Reflektorische Beeinflussung auch von inneren Organen
- Stabilisierung des vegetativen Nervensystems
- Seelische Entspannung, Verbesserung des subjektiven Wohlbefindens Ebenfalls beste Erfahrungen seit Anbeginn der Klinik!

Sonderform Unterwasser-Druckstrahl-Massage

Der in einer großen Spezialwanne im Wasserbad liegende Patient wird mittels eines Druckstrahls (0,5 bis max. 1,5 bar) unter Wasser systematisch durchmassiert. Die Wirkung dieser Behandlung wird dadurch begünstigt, dass sich die Muskulatur durch die Wasserwärme entspannt und überdies infolge Gewichtsverminderung (Auftrieb im Wasser) des im Wasser liegenden Körpers alle Körperbewegungen erleichtert werden. Wirkung: Lockerung verspannter Muskelpartien, Anregung des Gewebestoffwechsels sowie entstauende Wirkungen; vegetativ-psychische Entspannung.

Keine Anwendung bei: Schweren Herz-Kreislauf-Erkrankungen; Kreislauflabilität; vorausgegangener klassischer Massage.

Reflexzonenmassage
Durch Handgriffe werden über bestimmte Hautzonen innere Organe beeinflusst. **Sonderform:** *Fußreflexzonenmassage* (siehe unten).

Weitere Massagetechniken:
Bindegewebsmassge/Periostmassage/Kolonmassage/Muskelreflexzonenmassage.

Lymphdrainage
Sie wird mit sanft kreisendem Druck durchgeführt und hat zum Ziel, gutartige Schwellungen durch gestaute Lymphflüssigkeit zu behandeln. Anwendung: zweimal pro Woche bis täglich, meist als Serie von bis zu zehn Behandlungen.

Angezeigt bei Ödemen, nach Thrombosen, bei Menstruationsbeschwerden, bei Blutergüssen und Knochenbrüchen, in der Nachsorge von Brustkrebsoperationen (hier nur nach vorheriger genauer Rücksprache) etc.

Nicht anzuwenden bei: akuten Entzündungen, akuten Thrombosen, bei Tuberkulose, bei Krebserkrankungen.

Elektro- und Ultraschalltherapie
Hier wird mit elektrischen Strömen oder elektromagnetischen Wellen oder Schallwellen im Ultraschallbereich gearbeitet. Es gibt verschiedene Formen, nicht nur hinsichtlich der Stromform und -art, sondern auch hinsichtlich der Anwendung. Bekannte Anwendungen sind das „Stangerbad" (hydroelektrisches Vollbad), bei der im Vollbad Quer- und Längsdurchflutungen des Körpers möglich sind, sowie die Iontophorese, bei der bestimmte Medikamente mittels eines Stromflusses tiefer in das Gewebe über dem jeweiligen Beschwerdegebiet gebracht werden.

Therapeutisch genutzter Ultraschall: Durch Vibration sowie Absorption der Wellen und deren Umwandlung im Körper wird Wär-me erzeugt. Angezeigt bei: Erkrankungen des Stütz- und Bewegungsapparates; Zustand nach Verletzungen; rheumatische Erkrankungen.

Klimatherapie

Bad Pyrmont ist ein heilklimatisch günstiger Kurort mit einer über 1000-jährigen Heiltradition aufgrund der 19 Quellen und anderer ortsgebundener Heilmittel. Germanen kamen hierher, sowie Römer, die durch feindliches, germanisches Gebiet mussten. Hier ist auch der ideale Ort für eine Terrain-Kur, d.h. die kurmäßige Anwendung der am Kurort herrschenden klimatischen Einflüsse zusammen mit körperlicher Aktivität.

Inhalationen

Bei Erkrankungen der oberen Luftwege wird mittels Inhaliergeräten ein feiner „Nebel", der schleimlösende, die Bronchien entkrampfende Substanzen enthält, erzeugt und vom Erkrankten eingeatmet.

Anwendung bei spezifischen und chronischen Erkrankungen der oberen und unteren Luftwege sowie chronischen Nasennebenhöhlenentzündungen und Tubenkatarrh.

Bäder

Die Bäder sind teilweise bereits im Abschnitt „Kneippanwendungen" erwähnt. Es gibt Vollbäder und Teilbäder, mit und ohne verschiedene Zusätze (Mineralsalze z.B. Sole, oder z.B. Kräuterextrakte wie Fichtennadel etc.) oder angereichert mit Sauerstoff oder Kohlendioxid. Bäder können kalt, temperiert, warm, als Wechsel-, als ansteigende oder als Überwärmungsbäder verabreicht werden.

Güsse

Güsse werden mit einem Schlauch verabreicht. Das Wasser soll die Haut in einem „Wassermantel" weich umspülen. Die Gussführung sollte immer von der Körperferne zum Körperzentrum (Herz) führen. Vor dem Guss muss der Patient warm und die zu begießende Region trocken sein. Ein Guss darf nicht unmittelbar nach einer Mahlzeit erfolgen. Nach dem Guss wird das Wasser nur abgestreift, nicht abgetrocknet. Nach dem Anziehen muss

Erwärmung durch körperliche Bewegung erfolgen. Es gibt unterschiedlichste Gussarten und Gusstechniken (z. B. Kneippsche Güsse), die je nach Indikation und angestrebter Wirkung verordnet werden.

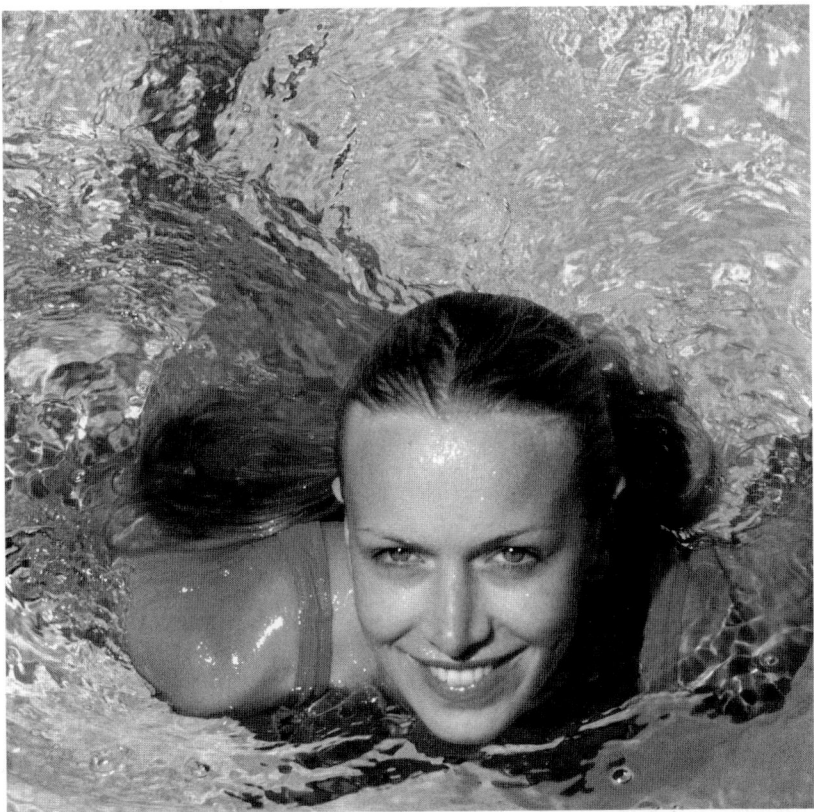

Wasser tut einfach gut

Wassertreten/Tautreten

Wassertreten findet im Storchengang im wadenhohen Wasser in einem speziellen Tretbecken statt, und sollte 30 bis 60 Sekunden dauern. Danach Wasser abstreifen (nicht abtrocknen), Woll- oder Baumwollstrümpfe anziehen und durch Bewegung erwärmen.

Tautreten (und Schneegehen): Mit erwärmten Füßen (bei Schnee einige Sekunden, im Tau 5 Minuten) morgens durch den Schnee oder über die Wiese gehen, anschließend Verhalten wie nach dem Wassertreten.

Sauna

Sauna ist Wärmeanwendung in trockener, heißer Luft (bis über 100°C). Ganz wichtig ist die Beachtung der Saunaregeln, die im Saunabereich angeschlagen sind! Sinnvoll als Abhärtungstraining (z.B. Immunsystem, Kreislauftraining, Atemwege).

Bei akuten Infektionen mit Fieber, Tuberkulose, entzündlichen Gelenkerkrankungen, Herzkranzgefäßerkrankungen etc. sollte man nicht in die Sauna gehen. Bei Bluthochdruck sollte die Situation vorher mit dem Arzt besprochen werden.

Dämpfe

Dampfsauna als „Großform" der Dampfinhalation; bei Infekten, Nasennebenhöhlen-Entzündungen, Bronchitis, Kopfschmerzzuständen etc. Verbote wie unter Sauna.

Bewegungstherapie

Siehe unter Kneipp;
Zusätzlich Laufband-Training; Übungen an Sequenz-Trainingsgeräten (Reha-Geräte, ähnlich „Fitness"-Geräten), nur unter Anleitung. Geführte Wanderungen auf Terrainwegen.

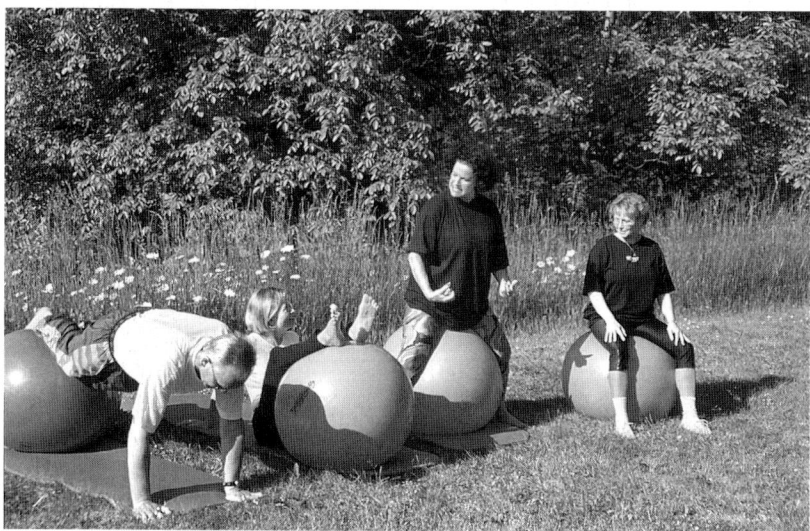

Fasten kann auch lustig sein

Feldenkrais-Gymnastik
Callanetics/Isometrisches Muskeltraining/Konditionstraining/Aqua Joggging/Stretching etc. gehören untrennbar zum Repertoire, Details werde ich hier aus Platzgründen nicht schildern.

Atemtherapie
Wird im Rahmen von Krankengymnastik angewendet, und wirkt über die Einübung von Atemtechniken, Stabilisierung der Atem- und Atemhilfsmuskulatur sowie der Mobilisierung von Volumenreserven. Sie dient daher insbesondere der Ökonomisierung der Atmung, sowie der Behandlung akuter Atemstörungen, bis hin zu psychosomatischen Störungen mit Organsymptomen oder auf das Organsystem bezogenen Störungen; Erschöpfungs- und Spannungszuständen; Migräne; Schlafstörungen etc.

Progressive Muskelentspannung nach Jacobson
Wurde in den 30er Jahren in den USA von Jacobson entwickelt, kam erst später nach Deutschland. Dabei sind die muskuläre Anspannung und Entspannung von zentraler Bedeutung. Es gilt, die beiden Pole Spannung und Entspannung herauszuarbeiten, damit sich dann das Gefühl einer tiefen muskulären Entspannung auf den ganzen Körper ausbreiten kann. Vorteil dieser Methode ist im Vergleich z.B. zum Autogenen Training dass sie relativ schnell erlernbar ist. Das Gefühl der tiefen Muskelentspannung kann oft schon nach 2 bis 3 Sitzungen erreicht werden. Wichtig ist, dass bei der Übung die Reihenfolge der anzusprechenden Muskelgruppen genau eingehalten wird.

Anwendung bei Herz-Kreislauf-Krankheiten (z.B. Bluthochdruck, funktionelle (harmlose) Herzbeschwerden, Herzkranzgefäßerkrankung; seelisch bedingte Störungen; Muskelverspannungen.

Bei nicht einstellbarem Bluthochdruck, Herzversagen und Geisteskrankheiten darf die Muskelentspannung nicht angewendet werden.

Moor/Heilerde („Peloide")
Die Anwendung von „Schlamm" für therapeutische Zwecke lässt sich bis ins Altertum zurückverfolgen. Moor spielt in unseren Breiten eine besondere Rolle. „Peloide" (Moor u.a.) sind durch geologische und/oder biologische Vorgänge entstandene Stoffe, die in der Natur sowohl wasserhaltig als auch trocken vorkommen.

Für die Therapie ist die Fähigkeit der Peloide, Wärme in den Körper abzugeben, wichtig, sowie auch die chemischen Eigenschaften, die zur Gesamtwirkung beitragen. Während Moorpackungen heiß aufgetragen wird, werden Heilerdepackungen meistens kühl aufgetragen.

Anwendung (Auswahl): Rheumatischer Formenkreis; Zustand nach Verletzungen des Stütz- und Bewegungsapparates; harmlose Störungen im gynäkologischen Bereich.

Nicht verordnet werden Peloide bei großflächigen Hauterkrankungen, bei schweren fieberhaften und infektiösen Erkrankungen, bei schweren Herz-/Kreislauferkrankungen.

Heublumensäcke

Gebrauchsfertige Heukompressen werden in einem großen Topf, dessen Boden mit Wasser bedeckt ist, auf einem Rost liegend erhitzt. Das Wasser darf den Sack dabei nicht berühren; Anwendung als heiße Kompresse, die auf die zu behandelnde Stelle gelegt wird. Anschließend wird ein Tuch darum gewickelt, so dass die Wärme längere Zeit gehalten wird. Der Heublumensack bleibt dann für etwa 15–45 Minuten liegen.

Wirkung: schmerzlindernd (rheumatische Beschwerden), entkrampfend (Muskelverspannungen), entblähend, durchblutungsfördernd, und durch die freiwerdenden ätherischen Öle des Heus beruhigend. Gegenanzeigen: schwere Infektionen, Herz-/Kreislauferkrankungen etc.

Weitere Therapieformen

Reflexzonentherapie (RFZ) am Fuß

Die Erkenntnis, dass bestimmte Bereiche am Fuß zu anderen Körperbereichen Verbindungen aufweisen, wurde schon in der indianischen Volksmedizin benutzt. Fitzgerald/USA sammelte um die Jahrhundertwende die Überlieferungen, und verbreitete sie mit Hilfe von Frau Ingham/USA, nach Deutschland wurde sie in den sechziger Jahren von H. Marquardt gebracht. Mittels der Reflexzonentherapie werden die jeweiligen Zonen des Fußgewebes massiert und dabei zum Teil aktiviert oder beruhigt. Die Massage in den Zonen soll sich auf die damit verbundenen Organe oder Körperbereiche auswirken.

Die RFZ eignet sich als ergänzende Therapie bei funktionellen Organbeschwerden, sollte aber bei Erkrankungen mit hohem Fieber, starken Entzündungen und auch bei Psychosen („Schizophrenie") nicht angewendet werden.

Schiele-Kreislaufgerät

Gerät, das wie eine größere Fußwanne aus Edelstahl aussieht. Am Boden befindet sich ein Rost, auf den beide Füße gestellt werden. Es wird Wasser von ca. 35°C hineingefüllt, evtl. mit Zusatz, dann wird das Gerät angeschaltet. Von nun an erhitzt sich das Wasser stufenweise innerhalb von 20 Minuten selbsttätig bis auf Temperaturen von 40°C bis max. 45°C, je nach Verträglichkeit. Dauer: ca. 20 Minuten. Bei der „Schiele-Kur" handelt es sich um ein passives Kreislauftraining, und zwar mit einer Wirkung auf die kleinsten Gefäße im Körper im Sinne der Durchblutungsverbesserung .

Wirkt beruhigend, kreislaufstabilisierend, bei hohem Blutdruck blutdrucksenkend. Mittels differenten Badezusätzen kann man einige Indikationen behandeln (z.B. Stressfolgen; klimakterische Beschwerden, Sinusitis, versch. Kopfschmerzen etc.).

Kohlwickel

Ausleitende, schmerzlindernde und entzündungshemmende Wirkung. Man nimmt die Mittelrippe aus frischem, aus ökologisch-kontrolliertem Anbau stammendem Weißkohl. Anschließend die Blätter mit einer Glasflasche gut quetschen, dachziegelartig auf die betroffene Körperpartie legen und mit einer Binde oder einem Tuch befestigen. Einwirkungsdauer: 1–2 Stunden. Anwendung vor allem bei subakuten und chronischen Entzündungen.

Craniosacral-Therapie (CST)

Der Craniosacral-Rhythmus wurde erstmals von dem Osteopathen W. Sutherland D. O./USA 1940 für die manuelle Medizin entdeckt. Die Prinzipien wurden nach vielen Jahren des Studiums der Anatomie des Schädels, der Hirnhäute, des Gehirns, des Rückenmarks, und des Kreuzbeins entwickelt. Sutherland entwickelte die craniosakrale Therapie als Erweiterung der Erkenntnisse von A. Taylor Still über die gelenkigen Verbindungen des Schädels. Er kam zu der Überzeugung, dass die Nähte, die diese gelenkigen Verbindungen zwischen den Schädelknochen bilden, so gestaltet (gelenkig) waren, dass eine Bewegung zwischen ihnen stattfinden kann. Sutherland stellte die Hypothese auf, dass der Schädel beim gesunden Menschen eine normale Beweglichkeit hat und nach einem Trauma oder bei einer Systemerkrankung weniger Eigenbewegung hat. Sutherlands Nachfolger ist heutzutage J. Upledger D. O./USA.

Um mit der craniosakralen Technik arbeiten zu können, muss der Therapeut die Anatomie des knöchernen Schädels intensiv studieren, ebenso wie die Schädelnähte und die Gehirnhäute. Zudem muss er seinen Tastsinn schulen, um die angeborene Bewegung im craniosakralen Mechanismus zu erspüren und mit Exaktheit, Tiefe und Aufrichtigkeit diese manuelle Technik anwenden zu können.

Die Craniosakral-Therapie beschäftigt sich mit dem Rhythmus der Hirnflüssigkeit, die im Schädelinnenraum und entlang der Wirbelsäule pulsiert. Nur mit großer Sensibilität und viel Übung ist diese langsame, rhythmische Bewegung zu fühlen. Sie bringt die untereinander beweglichen Schädelknochen, die Wirbelkörper und das Kreuzbein in Schwingung und setzt sich von da aus wie eine Wasserwelle über den ganzen Körper fort. Ist dieser Bewegungsrhythmus und die damit verbundene Frequenz gestört, wirkt sich das negativ auf das körperliche und seelische Wohlbefinden aus. Mittels feinster Manipulationen (die der Patient in der Regel als sehr angenehm empfindet) greift hier die CST ein. Ziel ist der gesunde, regelmäßige Craniosakral-Rhythmus. So können im Sinne der Naturheilverfahren körpereigene Regulationsprozesse zur Heilung in Gang kommen.

Anwendung z.B. bei Migräne und Kopfschmerzen, bei Tinnitus, Wirbelsäulen-Skoliose (Wirbelsäulen-Verbiegung), Lernproblemen mit Hyperaktivität bei Kindern, oder einfach nur bei seelischen Problemen mit körperlicher Symptomatik. Bei der Behandlung kann es auch zu einer Art von seelischer Öffnung kommen. Der Patient beginnt über Probleme zu reden, öffnet sein Inneres. Häufig ist das der Beginn einer Auflösung von Problemen. Die Craniosacral-Therapie wird in unserer Klinik mit gutem Erfolg gezielt eingesetzt.

Yoga

Yoga ist eine jahrtausendealte, aus Indien stammende meditative Technik. Im Hinduismus wird Yoga als Weg zur geistigen Vervollkommnung durch strenge Disziplin des Körpers verstanden.

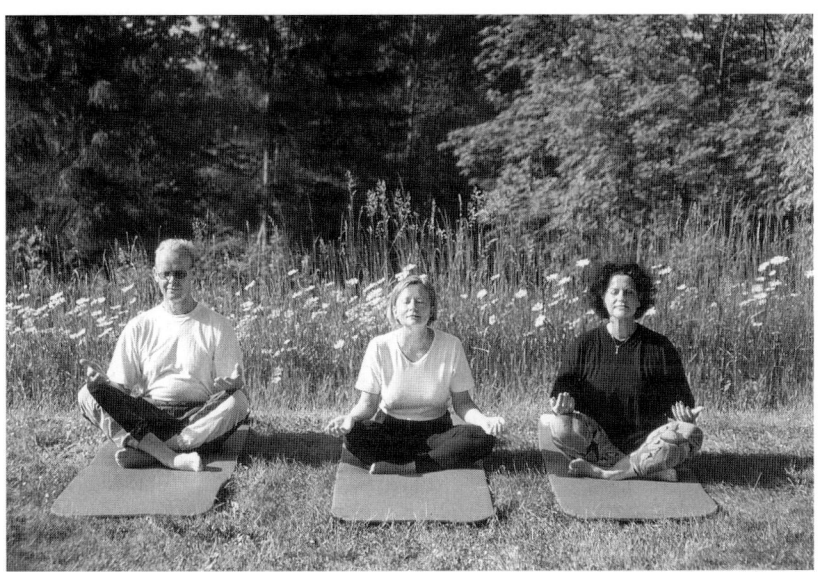

In der modernen, westlichen Welt versucht man, mittels Yogaübungen die körperliche Gesundheit zu stabilisieren und eine andere Stufe geistigen Erlebens zu erreichen. Yoga fördert den Erhalt des geistigen und körperlichen Wohlbefindens. Zahlreiche Krankheiten können durch Yoga positiv beeinflusst werden.

Ozontherapie

Aus einer Vene in der Armbeuge wird mittels einer Saugflasche (analog zur Blutspende) 150ml Blut entnommen, mit Ozon versetzt, das mit Ozon versetzte Blut wird über die Vene in den Blutkreislauf zurückgeführt („große Eigenblutbehandlung"). Im Behälter schon zerfällt O_3 (Ozon) in O_2 (Sauerstoff), sodass man auch von einer Ozon-Sauerstoff-Behandlung sprechen kann. Ein spezielles Gerät erzeugt ganz präzise vorprogrammierbare Dosierungen für die verschiedenen Indikationen.

Anwendung bei arteriellen Durchblutungsstörungen, Ohrengeräusche („Tinnitus"), Schwäche der Immunabwehr, rheumatischen Erkrankungen, ergänzend bei Krebstherapien (z.B. bei Chemotherapie), oder einfach nur bei Erschöpfungszuständen bis hin zum Ausgebranntsein („burn out"). Darminsufflationen (hier „Einblasen" von gasförmigem Ozon in den Enddarm mittels eines Spekulums) zur Darmbehandlung, z.B. bei Darmpilzbefall.

Seit einigen Jahren wenden wir hauptsächlich die „große Eigenblutbehandlung" an und haben sehr gute Erfahrungen damit gemacht.

Colon-Hydrotherapie (CHT)

Die Colon-Hydrotherapie ist ein sanftes „Auswaschen" des Dickdarmes mittels klaren, meist körperwarmen Wassers. Verwendet wird dazu ein Gerät, welches durch eine ausgeklügelte Technik sowohl den Druck der Spülflüssigkeit, als auch die Temperatur etc. kontrollieren kann. Zudem ist das System vollkommen geruchsfrei.

Die CHT ist keine reine (und distanzierte Gerätemedizin), sondern die/der TherapeutIn sitzt ständig dabei und überwacht den Vorgang. Während des ca. einstündigen Spülvorganges (Einfluss/Ausfluss wechseln sich ab) findet eine Darmmassage statt, um auch dadurch Stuhlreste von der Darmwand zu lösen.

■ **Tipp: Wenn die Colon-Hydrotherapie durchgeführt wird, sind die Einläufe während des Fastens überflüssig!**

Anwendung bei (Auswahl): Verschiedenen Darmerkrankungen (Stuhlverstopfung, Blähsucht, chronischer Durchfall, schlaffer Dickdarm, nervöser Darm, verkrampfter Dickdarm), entzündliche Darmerkrankungen im schubfreien Zeitraum, Darmpilze); chronische Polyarthritis; allergische Erkrankungen; Hauterkrankungen mit Juckreiz, Akne; Nesselsucht; allergische Hauterkrankungen; Bronchialasthma; hoher und niedriger Blutdruck; allgemeine Entgiftung.

Nicht angewandt werden sollte sie bei schweren Gefäßerkrankungen im Bauchraum, Blutarmut, akuten Darmentzündungen, nach frischen Darmoperationen, „Fissuren und Fisteln", Blutungen im Magen-Darmbereich, entzündeten Hämorrhoiden, Schwangerschaft, schwere Herzschwäche, Schrumpfleber: große Bauchwandbrüche.

Verhalten nach dem Fasten

Jeder unserer Patienten wird beraten. Wir sprechen eindringlich mit ihm. Mögliche falsche Verhaltensweisen werden besprochen, gesunde Alternativen aufgezeigt. Vorträge mit Schulungscharakter und „Kochpraktika" werden angeboten – die Überzeugungsarbeit des Arztes und aller Co-Therapeuten funktioniert aber **nur bei Bereitschaft des Patienten zu dauerhaften Lebensstiländerungen.** Kein Patient verlässt unsere Klinik, ohne alle erwähnten Hilfen angeboten bekommen zu haben. Wir wissen aber, dass es gelegentlich Menschen gibt, die sich nicht helfen lassen wollen – die also nicht veränderungsbereit sind. Es betrübt den behandelnden Arzt, wenn ein Patient wohlgemeinte Hilfe ablehnt.

■ Wichtig: Nie mehr Rauchen, bitte!!!

Das Prinzip gesunden Verhaltens nach dem Fasten: Die Energieaufnahme muss immer in einem ausgewogenen Verhältnis zum Energieverbrauch stehen. Man sollte immer nur so viel zu sich nehmen, wie man auch bei realistischer Einschätzung verbraucht! D.h., Bewegung ist ein untrennbarer Bestandteil der Ernährung.

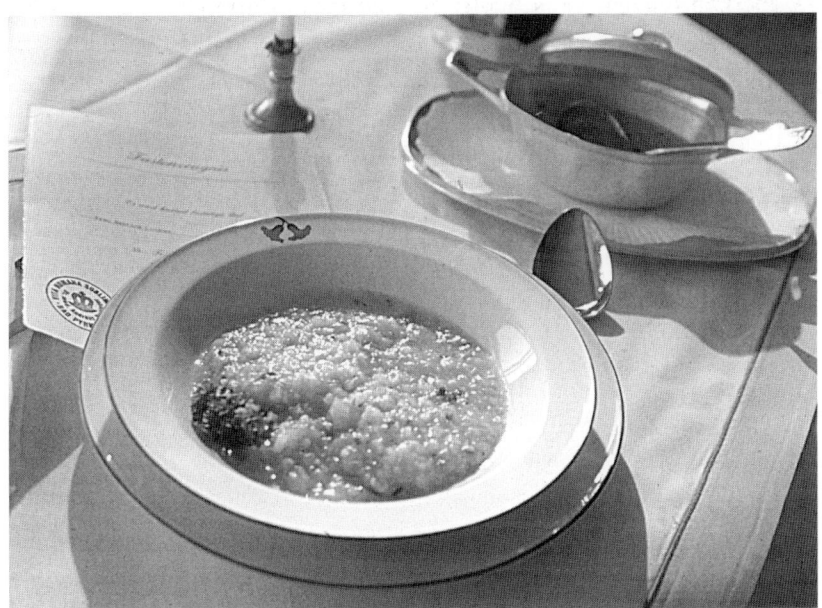

Die erste Mahlzeit – mit Fastenzeugnis

Bei den jetzt folgenden Ratschlägen bin ich mir bewusst, dass der übliche Arbeitsalltag nicht immer die Möglichkeiten der Umsetzung lässt. Wenn das zutrifft, dann sollte man versuchen, sich wenigstens annähernd so verhalten, wie im Folgenden geschildert:

- Pflanzliche vor tierischen Nahrungsmitteln bevorzugen (Kalorienzählen ist „out").
- Fettarm essen – tierische Fette soweit möglich meiden, oder wenigstens mindern: Fettkalorien werden vom Körper fast ohne Aufwand aufgenommen und in häufig sichtbaren Fettdepots eingespeichert. Pflanzliche Öle (z.B. Olivenöl) sind hiervon ausgenommen.
- Alkohol verhindert den Fettabbau, und zwar sowohl den Abbau von Fett aus der Nahrung als auch von Fett aus den Körper-Depots. Möglichst nie Fettes und Alkohol zusammen einnehmen! Völliger Unsinn ist der Spruch „Zu einem schweren Essen gehört ein Schnaps".
- Gesamt-Eiweiß-Verbrauch pro Tag bedenken: Tagesbedarf für Erwachsene maximal 60 Gramm, Luxus-Eiweißverbrauch (Überverbrauch) mit eingeschlossen. Stark eiweißüberschüssige Ernährung dickt das Blut ein, kann auch krankheitsfördernd sein. Zudem erschwert ein zu hoher Eiweißkonsum eine angestrebte Gewichtsnormalisierung.
- Gut kauen, denn die Verdauung beginnt im Mund, 15 bis max. 18 mal kauen pro Bissen ist realistisch, danach erst herunterschlucken. Denken Sie in diesem Zusammenhang bitte auch weiterhin an die technisch korrekte Zahnpflege!
- Zu den einzelnen Bissen nicht trinken! Nahrung darf nicht heruntergespült werden. Trinken kann man vor und nach dem Essen reichlich..
- Salate immer vor dem Essen, nicht zum Essen genießen. Salatrezepturen mit Süßstoff oder gar Zucker möglichst nicht mehr weiter führen.
- Wenn es geht, sich Zeit lassen beim Essen. Nie in Hektik oder Eile, nie im Stehen essen. Wenn keine Zeit ist, nur eine gesunde Kleinigkeit essen, nie aber einen Hamburger oder eine Currywurst.
- Regelmäßig frühstücken! Damit das möglich ist, sollte man am Abend zuvor nicht reichhaltig und schwer gegessen haben. Das Frühstück ist eine die wichtigste Mahlzeit vor Tagesbeginn. Zum Frühstück keine Fleischwaren, gut sind z.B. Obstsorten, Vollkornprodukte, Müsli, Honig, Milchprodukte (auf Fettgehalt achten!). Milch ist kein Getränk, sondern ein Nahrungsmittel.

- Die Hauptmahlzeit sollte das Mittagessen sein, nicht das (späte) Abendessen!
- Abendessen: Leichte Kost, Salate, Vollkorn-/Knäckebrot. Obst, Joghurt, leichten Käse etc. Möglichst nicht zu spät zu abends essen, denn ab ca. 21:00 Uhr ist der Körper schlafbereit (das gibt die biologische innere Uhr so vor) und somit nicht optimal auf Verdauung eingestellt.
- Bei Mahlzeiten mit mehreren Gängen nur das essen, was einem wirklich schmeckt (und das kann nicht immer alles sein!). Man kann ruhig etwas am Teller liegen lassen.
- Bei Einladungen mit Buffets kann man ganz elegant z.B. auf die Nachspeise verzichten.
- Evtl. sollte man (bei Diabetikern üblich) über den Tag verteilt einige kleinere Mahlzeiten einnehmen, statt ein bis zwei pro Tag.
- Trinken Sie pro Tag ca. 2,5 Liter unabhängig vom Durstgefühl. Es ist von Wissenschaftlern bei Untersuchungen des Eß- und Trinkverhaltens von Menschen festgestellt worden, dass häufig Durstgefühl mit Appetit verwechselt wird, und dann gegessen statt getrunken wird. Probieren Sie einfach, wenn Sie glauben hungrig zu sein, statt zu essen dann lieber zu trinken, und Sie werden bald positive Wirkungen erleben!

Glauben Sie auf gar keinen Fall Autoren oder Freunden, die Ihnen weismachen wollen, dass man „nicht so viel trinken" solle oder müsse, denn das ist Unsinn!	*Unsinn*

- Bewegung: Nehmen Sie sich eine Sportart vor, die Ihnen Freude macht. Da gibt es eine große Auswahl, z.B. im Fitness-Studio unter Anleitung von KrankengymnastInnen oder SportlehrerInnen, im ortsansässigen Sportverein, über Joggen Golf, etc. bis hin zu Turniertanz. Hauptsache regelmäßig und ausdauernd, nur „anfallsweise" Durchführung bringt nichts.
- Nehmen Sie sich für zuhause einen Fastentag pro Woche vor, an dem Sie z.B. außer Getränken auch Buttermilch, Joghurt o.ä. zu sich nehmen; möglich ist auch ein Obst- oder Gemüsetag, ein Apfel-Naturreis-Tag oder Kartoffelpüree (ohne Butter!!!).

Verhalten nach dem Fasten

Bedenken Sie: Sehr oft handelt es sich bei den einfachen Essstörungen um die gestörte Wahrnehmung der Empfindung von Hunger und Sättigung. Wirklich schwer Essgestörte (Magersucht/Bulimie) sollten sich unverzüglich in eine Verhaltenstherapie (Adressen bei Ihrer Landes-Ärztekammer) begeben!

Und noch etwas: Wirklichen Hunger gibt es in Zentraleuropa wohl kaum, sondern z. B. in Somalia. Was wir als Hunger (= absoluter Mangel an Nahrungsmitteln durch Kriegseinwirkung, oder durch Missernten, oder durch Geldmittelmangel) bezeichnen, sind in unseren Breiten fast immer nur Appetitgefühle oder nicht richtig empfundenes Durstgefühl.

Falsche Essgewohnheiten kann man ausfindig machen, indem man über eine Woche lang ein Essprotokoll (Selbstbeobachtung) führt, und dann die falschen Angewohnheiten beim Nachlesen herausarbeitet. Dann unterbindet man sie durch Kontrollstrategien, um sie schließlich durch Alternativverhalten (z. B. statt zu essen lieber ein gutes Buch lesen) zu ersetzen. Das lernt man nicht von heute auf morgen, das braucht seine Zeit. Aber: Seien Sie guten Mutes! Es lohnt sich!

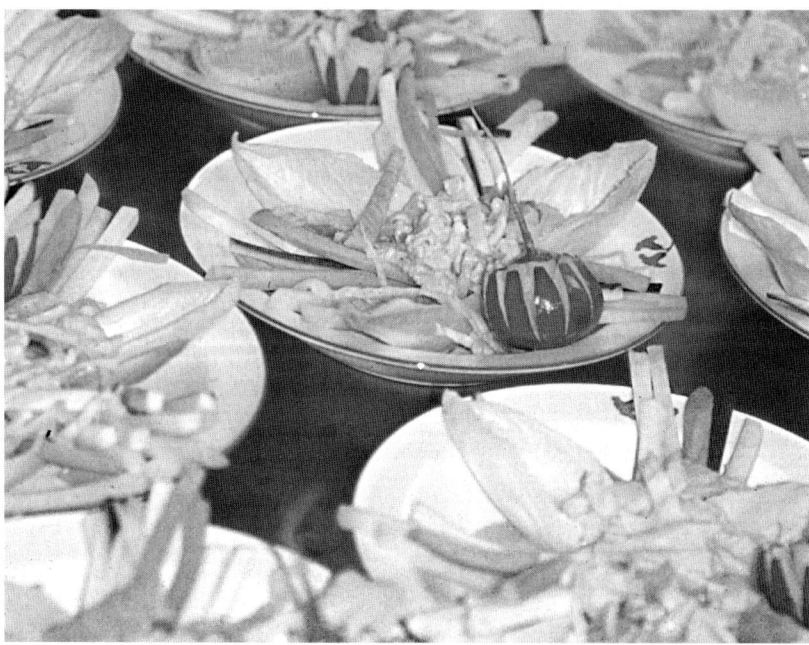

Gesundes Essen kann auch lecker sein

Ambulantes oder „außerklinisches" Fasten – wie funktioniert das?

Neben dem Fasten in einer spezialisierten Klinik für Naturheilverfahren ist auch ein außerklinisches Fasten möglich. Dies ist nur für wirklich Gesunde geeignet, und sollte von ausgebildeten FastenleiterInnen (Adressen im Anhang) betreut werden.

Das außerklinische Fasten findet im „Dreieck" ⇨ Fastender ⇨ FastenleiterIn ⇨ fastenerfahrener Arzt ⇨ statt. Der Arzt ist für die Sicherstellung des medizinischen Hintergrundes wichtig. Eine ärztliche Eingangsuntersuchung ist vorzusehen. Bei dem außerklinischen Fasten steht das Fastenerleben im Mittelpunkt: die wohltuende Erfahrung, aufs Essen verzichten zu können, eine Besinnung auf sich selbst und die Möglichkeit, eingefahrene Gewohnheiten zu überdenken und zu ändern. Dies gilt besonders für die Ernährungsgewohnheiten und den Bewegungsmangel.

Daneben geht es im Fasten für Gesunde natürlich auch um eine Gesundheitsvorsorge, die Vorbeugung von Risikofaktoren.

FastenleiterInnen sollten eine Ausbildung durch kompetente, fastenerfahrene Ärzte, Ernährungswissenschaftler, Bewegungstherapeuten und Fastenpraktiker erfahren. FastenleiterInnen kennen das Fasten auch aus eigenem Erleben und verfügen durch die Ausbildung über ein reiches Repertoire an unterstützenden Maßnahmen, um die Fastenzeit für alle Teilnehmer zu einem angenehmen Erlebnis werden zu lassen. FastenleiterInnen kennen den Unterschied zwischen „Fasten für Gesunde" und dem therapeutischen Heilfasten in einer Spezialklinik für Naturheilverfahren und können in solchen Fällen Teilnehmer an entsprechende Kliniken verweisen. Sie haben Kenntnisse in den Bereichen Fastenphysiologie und den psychischen Vorgängen beim Fastenden. Sie kennen die Fastenverpflegung, die notwendigen Begleitmaßnahmen wie Darmreinigung, Leberwickel, und haben Erfahrungen in Bewegung und Entspannung. Hilfsmaßnahmen werden ebenfalls unterrichtet und praktiziert, um Teilnehmern über leichte Unpässlichkeiten hinweghelfen zu können.

Eine wichtige Aufgabe ist es, die Teilnehmer durch die richtige Weichenstellung während des Kostaufbaus auch in Richtung einer erfolgreichen Ernährungsumstellung zu motivieren.

Ambulantes oder „außerklinisches" Fasten – wie funktioniert das?

Das außerklinische Fasten gibt es in zwei Versionen:

„Ferienfasten"

Ort des Geschehens ist ein Hotel oder „Kurheim". Die FastenleiterInnen sorgen für die Organisation und den Ablauf, entsprechend den oben geschilderten Inhalten. Ein Nachteil: Nach der Beendigung des Ferienfastens sind keine weiteren informativen Zusammenkünfte vorgesehen oder auch möglich, und somit auch keine intensivere weitere Betreuung bei der Ernährungsumstellung im Alltag.

„Fasten im Alltag"

Hier bleiben die Fastenden weitgehend in den Alltag integriert Deshalb stellt diese Form auch die höchsten Anforderungen an die FastenleiterInnen und an die/den Fastenden. Wichtig ist, dass die Teilnehmer Verständnis in ihren Familien erfahren und besonders ihre Ruhepausen sowie ein ausreichendes Bewegungsprogramm ermöglichen können. Es sind regelmäßige Zusammenkünfte (meistens abends für ca. 2 Stunden) über die gesamte Zeit vorgesehen, bei denen die FastenleiterInnen sich entsprechend den Ausbildungsinhalten um die Teilnehmer kümmern und informative Ratschläge erteilen. Der Vorteil dieser Version liegt gegenüber dem Ferienfasten darin, dass eine intensivere Begleitung bei der weiteren Ernährungsumstellung durch die/den FastenleiterIn möglich ist.

Mein Kommentar dazu: Aus eigener Erfahrung weiß ich, welchen Anspruch das Fasten im Alltag an einen selbst stellt, denn ich selbst muß während meiner täglichen Arbeit fasten. Es ist problematisch, regelmäßig Ruhepausen einzuhalten und Sport zu treiben, geschweige denn ein gutes Buch in Ruhe zu lesen.

Tipps für die Vorbereitung eines (Alltags-)Fastens, Vorbereitungen vor dem Entlastungstag:
- Den Hausarzt aufsuchen (Labor, EKG, Blutdruck, Puls etc. machen lassen), sich mit ihm beraten!
- Die Entscheidung zum Fasten ganz bewusst treffen.
- Gute Literatur zum Fasten bereit legen (nachdem man sie vorher eingehend studiert hat). Evtl. „Mitfaster" finden (Fastengruppe).
- Sich mit Entspannungsmethoden vertraut machen.
- Sich bewusst machen, dass man aus einem krankmachenden „Zuviel"

kommt, und dass man in den kommenden Tagen aus „Überschüssigem" leben wird.
- Sich bewusst machen, dass durch den bewussten Verzicht in den nächsten Tagen am Ende des Fastens ein Gewinn kommt („Verzicht nimmt nicht, Verzicht gibt."), Abschied vom gewohnten Lebensablauf.
- Seelische Lasten ablegen (wenn möglich), Hektik abbauen, Spannung loslassen, zu sich kommen, Termine absagen.
- Darauf achten, dass keine Genussgifte (Zigaretten/Alkohol/Kaffee/Süßigkeiten im Haus vorhanden sind.
- Sportkleidung und Sportschuhe bereit legen.
- Gute Literatur (Belletristik/Poesie/geistig anregender Inhalt/Roman etc.) zurechtlegen, gute Musik in Bereitschaft haben.
- Ein Fastentagebuch (z. B. DIN A 5-Heft) besorgen,
- Den Einkauf von Materialien für die Fastenzeit vornehmen.

Weiterführende Literatur

BUCHINGER, Dr. Otto: „Das Heilfasten und seine Hilfsmethoden als
   biologischer Weg", Hippokrates Verlag, Stuttgart („Klassiker"!!)
BUCHINGER, Dr. Otto / BUCHINGEr, Dr. Otto: „Die Röder-Methode",
   Haug Verlag, Heidelberg
FAHRNER, Dr. Heinz: „Fasten als Therapie", Hippokrates Verlag, Stuttgart
WILHELMI-BUCHINGER, Maria: „Heilfasten ist nicht Hungern",
   Trias Verlag, Stuttgart

Informationen über die Klinik Dr. Otto Buchinger

Die Klinik Dr. Otto Buchinger in Bad Pyrmont ist das „Stammhaus" des nach dem Begründer der Methode, Dr. Otto Buchinger I, „Heilfasten" benannten Methode. Sie ist direkt aus der „Keimzelle" in Witzenhausen hervorgegangen. Ärztlicher Direktor war nach meinem Großvater mein Vater, dann ab 1988 ich, Dr. Andreas Buchinger. In Zukunft rückt hoffentlich die vierte ärztliche Generation nach.

Die Klinik ist an bevorzugtem Platz oberhalb des Kur- und Badeortes Bad Pyrmont gelegen, ca. 10 Minuten zu Fuß vom Stadtkern entfernt, den wunderschönen Wald des Bombergs im Rücken; umgeben vom schönen Laub-(Misch)wald mit reichlich Wanderwegen, den nahe gelegenen gepflegten Parkanlagen des Bergkurparks, mit Blick über das Pyrmonter Tal. Sie besteht aus zwei Gebäudeteilen, die unterirdisch miteinander verbunden sind. Im Hauptgebäude befinden sich die wesentlichen Räumlichkeiten für Therapie, Diagnostik, die Küche, den „Speiseraum", der „Trinkraum", in dem sich die Fastenden (zur Brühe, zu den Getränken) treffen. Nach Otto Buchinger ist es wichtig, dass die Fastenden nicht mit Essenden in einem Raum zusammen sitzen. Das draußen vorherrschende Grün und die Sommerfarben der Blumen sind im Inneren der Klinik wiederzufinden. Die Klinik verfügt über 110 Betten, die Zimmer, jeweils benannt nach Künstlern oder Blumen, sind von unterschiedlicher Kategorie. Jede Station hat einen eigenen Stationsarzt. Dazu sind diplomierte Krankenschwestern rund um die Uhr in der Versorgung der Patienten tätig. Auch an Wochenenden, Feiertagen und in den Nachtstunden ist – wie auch tagsüber – immer ärztliche Versorgung gewährleistet.

Die Küche verwendet nur Erzeugnisse aus dem eigenen Garten, und von einem nahebei gelegenen ökologisch-kontolliert betriebenen landwirtschaftlichen Musterbetrieb. Die Küche ist für die Klinikbetreiber von großem Wert, dient sie doch unter anderem auch dazu, Appetit auf gesunde Ernährung zu machen, und um Nahrungsmittelallergien durch spezielle Diäten aufzuspüren, und wenn möglich, zu beseitigen. Andererseits sind in der Klinik auch sehr viele essende Patienten (die aus unterschiedlichsten Gründen nicht fasten), die Klinik ist sozusagen auch auf Patienten, die essen, spezialisiert. Die Umgebung, das wunderschöne Weserbergland, lockt mit Sehenswürdigkeiten und intakter Landschaft.

Die Klinik hat mit den gesetzlichen Krankenversicherungen Verträge nach § 111 SGB V, d.h., die gesetzlichen Krankenkassen übernehmen unter Umständen die Kosten einer „stationären Maßnahme".

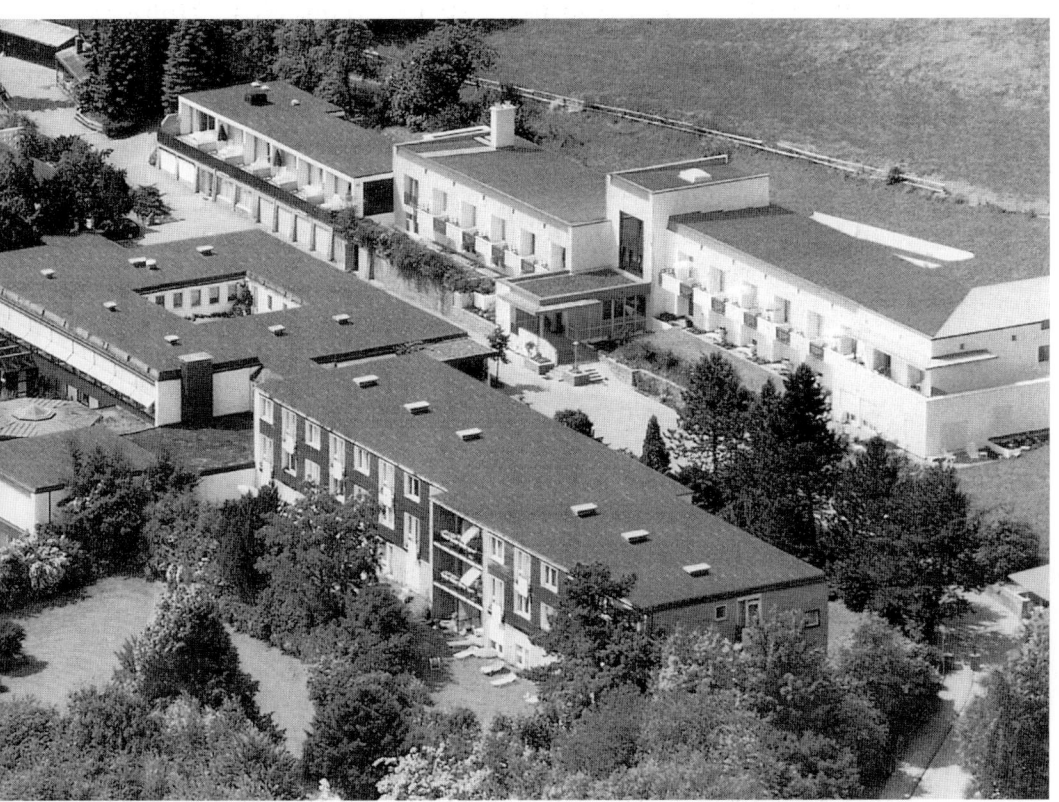

Klinik Dr. Otto Buchinger – Luftaufnahme

Wichtige Adressen

Kliniken, in denen die Heilfasten-Kur nach Dr. Otto Buchinger durchgeführt wird

1. Klinik Dr. Otto Buchinger
Dr. med. Andreas Buchinger
Forstweg 39
31812 Bad Pyrmont
Tel. 05281/ 166-0
Fax 05281/ 166 450
URL/homepage: http://www.buchinger.de
Email: klinik.dr.otto@buchinger.de

2. Klinik Buchinger am Bodensee
Dr. med. Christian Kuhn
Wilhelm-Beck-Str. 27
88662 Überlingen
Tel. 07551/ 8070

3. Clinica Buchinger S. A.
Apartado 68
E-29600 Marbella/Malaga/Spanien
Tel. 0034/ 52/ 77 27 00
Fax 0034/ 52/ 82 99 59

4. Klinik Dr. von Weckbecker
Drs. Eva und Norbert Lischka
Rupprechtstr. 20
97769 Bad Brückenau
Tel. 09741/ 830

5. Krankenhaus Moabit
Innere Abteilung (Naturheilweisen)
Prof. Dr. Malte Bühring, Doz. Dr. med. Rainer Stange
Turmstr. 21
10559 Berlin
Tel. 030/ 3976/ 3400
Fax 030/ 3976 34 09

6. Klinik am Warteberg
Werner-Eisenberg-Weg 3
37213 Witzenhausen
Tel.: 05542 - 5060
Fax: 05542 - 506 155

Kliniken und Ärzte, die Heilfasten betreuen

1. UGB, Verband für unabhängige Gesundheitsberatung e. V., (Auskunft über „Außerklinisches Fasten", „Fasten für Gesunde")
Keplerstr. 1
35390 Gießen
Tel. 0641/ 777 85
Fax 0641/ 785 68
Email: info@ugb.de

2. Ärztegesellschaft für Heilfasten und Ernährung
Wilhelm-Beck-Str. 27
88662 Überlingen
Tel. 07551/ 80 78 05

3. Zentralverband der Ärzte für Naturheilverfahren (ZÄN)
Am Promenadeplatz 1,
72250 Freudenstadt
Tel. 07441/ 91 858 0
Fax 07441/ 91 858 22

4. Ärztegesellschaft für Erfahrungsheilkunde
Postfach 102840
69018 Heidelberg
Tel. 06221/ 40620

5. Deutsche Fastenakademie
Dr. Hellmut Lützner
Mühlenweg 22
88633 Heiligenberg-Steigen
Tel. 07554/ 92 69
Fax 07554/ 92 69

Ärztinnen und Ärzte, die Fastenkurse begleiten

1. Erika Achilles
Pestalozzistr. 4
10625 Berlin

2. Dr. Gertrud Arnsberg
Untere Fluh 1
79713 Bad Säckingen

3. Dr. Robert Bachmann
Bahnhofplatz 6
86825 Bad Wörishofen

4. Dr. Erika Balaicza
„Melissa"
H-1054 Budapest
Ungarn

5. Achim Banzhaf
Werner-Eisenberg-Weg 3
37213 Witzenhausen

6. Dr. Wolfgang Braeuninger
Gasfabrikstr. 6
96052 Bamberg

7. Dr. Andreas Buchinger
Forstweg 39
D-31812 Bad Pyrmont

8. Dr. Helgard Bühler
St.-Ulrich-Straße 7
88662 Überlingen

9. Dr. Nobert Disterheft
Weiser Straße 33
56566 Neuwied

10. Dr. Christian W. Engelbert
A. d. Godenstedter Berg 13
27404 Zeven

11. Dr. Sigrun Erbacher
Krausstr. 6
63897 Miltenberg

12. Dr. Helmut Ernst
Heddingheimer Str. 15 c
65795 Hattersheim

13. Dr. Heinz Fahrner
Kleine Steinstr. 2
88662 Überlingen

14. Dr. Winfried Föhl
Ulrichstr. 42
72458 Albstadt

15. Dr. Irmgard Griese-Bassier
Kastell 1
47441 Moers

16. Dr. Günther Gunzelmann
Oberhagen 4
88353 Kißlegg

17. Dr. Anneliese Heidegger
Dr. Berkmann-Str. 6
83487 Marktschellenberg

18. Dr. Fritz Heinicke
Großer Garten 28
32361 Preußisch Oldendorf

19. Dr. Manfred Henn
Hofstatt 9
79771 Klettgau

20. Dr. Klaus Janietz
Walter-Friedrich-Straße 14
13125 Berlin

21. Dr. Ferenc Karaccsony
Nemeth L. u. 30
H-7632 Pécs/ Ungarn

22. Dr. Peter Kienzle
Linzgauweg 9
88633 Heiligenberg

23. Dr. Dieter Kintzinger
Bockelstr. 92 d
70619 Stuttgart

24. Dr. Klaus Kohl
Landdrostsche Huf 43
47665 Sonsbeck

25. Dr. Christian Kuhn
Dr. Francoise Wilhelmi de Toledo
Wilhelm-Beck-Str. 27
88662 Überlingen

26. Dr. Helga Löhnitz
Im Wiesengrund 3
78073 Bad Dürrheim

27. Dr. Gerhard Lubig
Altenderner Str. 7
44329 Dortmund

28. Dr. Hellmut Lützner
Forellenweg 12
88662 Überlingen

29. Dr. Rainer Matejka
Wilhelmshöher Allee 262
34131 Kassel

30. Dr. Rainer Mehling
Brücknerstr. 20
97080 Würzburg

31. Dr. Ronald Muessle
Freudenstädter Str. 4
72277 Dornstetten

32. Prof. Dr. Peter-Adolf Mäurer
Harthauser Str. 10 e
81545 München

33. Dr. Ingrid Olivet
Jahnstr. 19
25746 Heide

34. Dr. Adolf Paidlik
Klinik Hoher Meissner
Hardtstr. 36
37242 Bad Soden-Allendorf

35. Dr. Theodor-Dirk Petzold
OT Heckenbeck 2
37581 Bad Gandersheim

36. Dr. Konrad Raible
Christophstr. 7
88662 Überlingen

37. Dr. Achim Refisch
Windmühlenweg 24
32805 Horn - Bad Meinberg

38. Dr. Udo Reimann
Grüner Brink 6
58675 Hemer

39. Dr. Martha Ritzmann-Widderich
Titiseestr. 13
78628 Rottweil

40. Dr. Günter Schlamp
Reinikendorfer Str. 15
13347 Berlin

41. Dr. Michael Schorr
Ortsstraße 40
89250 Senden

42. Dr. Hans-Peter Schreijäg
Lessingstr. 18
88499 Riedingen

43. Dr. Karl Spiske
Pointstr. 5
86825 Bad Wörishofen-Stockheim

44. Dr. Gudrun Spitzner
Egon-Kirsch-Weg 10
04299 Leipzig

45. Dr. Raimund Struck
Unterstr. 8
34414 Warburg

46. Dr. Walter Surböck
Hauptplatz 10
A-8630 Mariazell
Österreich

47. Dr. Ute Vogel
Am Sonnenhang 5
82467 Garmisch-Partenkirchen

48. Dr. Maryse Wagner
Augustaanlage 21-23
68165 Mannheim

49. Dr. Harry Wiehert
Am Tielemanns-Ort 17
29345 Unterlüß

50. Dr. Anton Wohlfahrt
Kirschgartenstr. 20
86676 Ehekirchen

51. Dr. Benno Wölfel
Hähnlein 1
64665 Alsbach-Hähnlein

52. Dipl.-Med. Angelika Zimmer
Gutenbergstr. 12
08523 Plauen